Gerhard Leibold · Niedriger Blutdruck

1,–

Erfolgreiche Ratgeber von Jopp/Oesch

Nora Kircher
Cholesterinarm leben
Praktischer Ernährungsratgeber bei zu hohen Blutfettwerten. Mit über 100 Rezepten. 5. Auflage

Nora Kircher
Heilen, pflegen, kochen mit Speiseölen
Geheimnisse der Öle mit über 200 Anwendungen und Rezepten. 2. Auflage

Gerhard Leibold
Risiko Bluthochdruck
Ursachen, Vorbeugung, erfolgreiche Naturheilverfahren. 7. Auflage

Gerhard Leibold
Heuschnupfen
Ursachen, Symptome, ganzheitliche Heilung. 2. Auflage

Gerhard Leibold
Gesund durch Saftfasten
Wirkungen, Heilanzeigen, praktische Durchführung

Gerhard Leibold
Leber- und Gallenleiden
Ursachen, Symptome, erfolgreiche Naturheilverfahren. 2. Auflage

Jutta Plath
Diabetes naturheilkundlich behandeln
Alternativen zur Insulintherapie. 3. Auflage

Josef Rau
Klassische Homöopathie
Heilen nach einem bewährten Naturgesetz. 7. Auflage

Erhältlich in Ihrer Buchhandlung

Gerhard Leibold

Niedriger Blutdruck

Hilfe durch bewährte Naturheilverfahren

Jopp
Oesch

Die Deutsche Bibliothek – CIP-Einheitsaufnahme

Leibold; Gerhard:
Niedriger Blutdruck : Hilfe durch bewährte Naturheilverfahren/
Gerhard Leibold – 6. Aufl. – Zürich : Jopp bei Oesch, 2002
ISBN 3-0350-5003-1

6. Auflage 2002

Die Ratschläge in diesem Buch sind vom Autor und Verlag sorgfältig erwogen
und geprüft; dennoch kann eine Garantie nicht übernommen werden.
Eine Haftung des Autors bzw. des Verlags und seiner Beauftragten für Personen-,
Sach- und Vermögensschäden ist ausgeschlossen.

Umschlaggestaltung: Kreativ Design Gerd Aumann, Wiesbaden
Druck und Bindung: Druckerei Steinmeier, Nördlingen
Printed in Germany

ISBN 3-0350-5003-1

Gern senden wir Ihnen unser Verlagsverzeichnis:
Oesch Verlag, Jungholzstraße 28, 8050 Zürich
E-Mail: info@oeschverlag.ch
Telefax 0041/1 305 70 66 (CH: 01/305 70 66)

Unser Buchprogramm finden Sie im Internet unter:
www.oeschverlag.ch

Inhaltsverzeichnis

Vorwort

Bei zu hohem Blutdruck bestehen keine Zweifel, daß es sich um eine behandlungsbedürftige Erkrankung handelt, die zu ernsten Komplikationen führen kann. Strittig ist dabei allenfalls, ab welchem Blutdruckwert und in welcher Weise behandelt werden muß.
Ganz anders verhält es sich bei zu niedrigem Blutdruck, an dem bei uns etwa 2,5 Millionen Menschen leiden. In den angloamerikanischen Ländern gilt als Lehrmeinung, daß es sich dabei größtenteils um eine nicht krankhafte Abweichung des Blutdrucks von der Norm handelt, die keine Beschwerden verursacht. Die vielfältigen Symptome, über die Betroffene klagen, werden vorwiegend auf seelisch-nervöse Ursachen zurückgeführt, sofern keine andere Krankheit als Ursache des niedrigen Blutdrucks nachweisbar ist. Dementsprechend gibt es auch kaum Medikamente gegen die Hypotonie.
So einfach macht man es sich in der Bundesrepublik Deutschland und anderen europäischen Ländern nicht. Hier mißt man dem niedrigen Blutdruck durchaus Krankheitswert bei, insbesondere auch wegen seiner möglichen Komplikationen und der erheblichen Kosten, die durch Arbeitsunfähigkeit, Krankenhaus- und Kuraufenthalte entstehen.
Zur Therapie steht eine Vielzahl von Medikamenten zur Verfügung, deren Wirkung freilich oft nicht zufriedenstellt. Zwar erhöhen sie den Blutdruck, werden aber auch von erheblichen Nebenwirkungen vor allem bei Dauergebrauch begleitet und können die Hypotonie nicht ständig bessern. Sobald man das Arzneimittel absetzt, kehrt oftmals rasch der alte Zustand zurück. Deshalb eignen sich Antihypotonika grundsätzlich nur zur vorübergehenden und Notfalltherapie, nicht zur längeren Anwendung.
Abgesehen von den Formen des niedrigen Blutdrucks, die durch eine andere, gezielt zu behandelnde Erkrankung hervorgerufen werden, stellen medikamentöse Maßnahmen also keine Lösung des Problems Hypotonie dar. Im Vordergrund soll vielmehr die naturgemäße Behandlung stehen, für die jeder Patient nach Rücksprache mit seinem Therapeuten selbst verantwortlich ist.

Kalte Wasseranwendungen und ausreichend Bewegung an der frischen Luft bilden die Grundlagen dieser Selbstbehandlung, die Arzneimittel weitgehend überflüssig macht. Bei konsequenter Durchführung dieses Programms stabilisiert sich der Blutdruck allmählich auf einem höheren Wert, die Beschwerden lassen nach oder verschwinden vollständig, ohne daß unerwünschte Begleiterscheinungen in Kauf genommen werden müßten.
In diesem Buch erfahren Sie ausführlich, wie es zur Hypotonie kommen kann, welche Beschwerden dafür typisch sind und was Sie selbst dagegen unternehmen sollten. Wie bei kaum einer anderen Krankheit ist gerade beim niedrigen Blutdruck die ständige Eigenbehandlung meist unerläßliche Voraussetzung für dauerhafte Besserung, selbst wenn der Therapeut im Einzelfall trotzdem noch Arzneimittel verordnen muß.

Regulation des Blutdrucks – ein kompliziertes Steuerungssystem

Der Blutdruck unterliegt häufigen Schwankungen

Der Druck, unter dem das Blut in den Gefäßen steht, ist kein statischer Wert, sondern unterliegt häufigen Schwankungen. Dadurch wird er den wechselnden Bedürfnissen angepaßt. Normalerweise bemerken wir nichts von diesen Veränderungen, die durch das fein aufeinander abgestimmte Zusammenwirken von Meßfühlern in den Arterien, der Steuerzentrale im Gehirn sowie nervöser und hormoneller Einflüsse unabhängig vom Willen reguliert werden. Erst wenn dieses komplizierte kybernetische (Kybernetik = Steuerung) System aus dem Gleichtakt gerät, treten vielfältige Beschwerden auf, zum Beispiel die bei niedrigem Blutdruck typischen Schwindelanfälle, chronische Müdigkeit und Leistungsschwäche.

Beschwerden

Zum besseren Verständnis der Hypotonie wollen wir einleitend darstellen, wie der Blutdruck zustandekommt und auf welche Weise er gesteuert wird.

So entsteht der Blutdruck

Kreislauf

Das Gefäßsystem, in dem das Blut durch den ganzen Körper strömt, besteht aus 3 Arten von Gefäßen: Arterien, Venen und Kapillaren.

In den großen Arterien und kleinen Arteriolen strömt das Blut stets vom Herzen weg, in den größeren Venen und den kleinen Venolen fließt es zum Herzen zurück. Zwischen dem arteriellen und venösen System sind die winzigen Haargefäße (Kapillaren) eingeschaltet; durch ihre dünnen Wände gibt das Blut Sauerstoff und Nährstoffe an die Gewebe ab und nimmt daraus Abfallprodukte auf, die im Stoffwechsel anfallen und entweder ausgeatmet oder über die Nieren ausgeschieden werden müssen.

Kapillaren

Nach dem herrschenden Blutdruck unterteilt man das Gefäßsystem wie folgt:

Hochdrucksystem

- *Hochdrucksystem,*
  das mit der aus der linken Herzkammer austretenden Hauptschlagader (Aorta) beginnt und die davon abzweigenden großen und kleineren Arterien sowie die kleinsten Arteriolen umfaßt und mit dem Übergang in die Kapillaren endet; in diesem Gefäßsystem steht das Blut unter deutlich höherem Druck als im gesamten übrigen Teil.

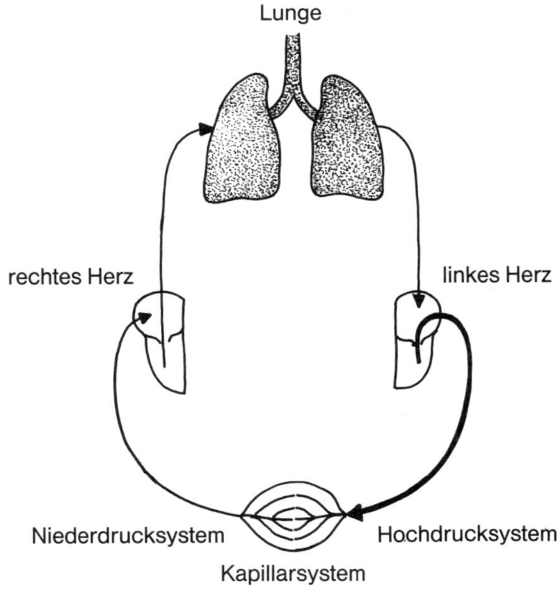

Hoch- und Niederdruckgefäßsystem

Niederdrucksystem

- *Niederdrucksystem,*
  bestehend aus den Kapillaren, den folgenden kleinsten Venolen, kleineren und großen Venen, dem rechten Herzen und den Lungengefäßen, das mit dem Eintritt des Bluts in die linke Herzkammer endet; hier herrscht ein wesentlich geringerer Blutdruck als im Hochdrucksystem, der in den großen Venen praktisch den Nullwert erreicht.

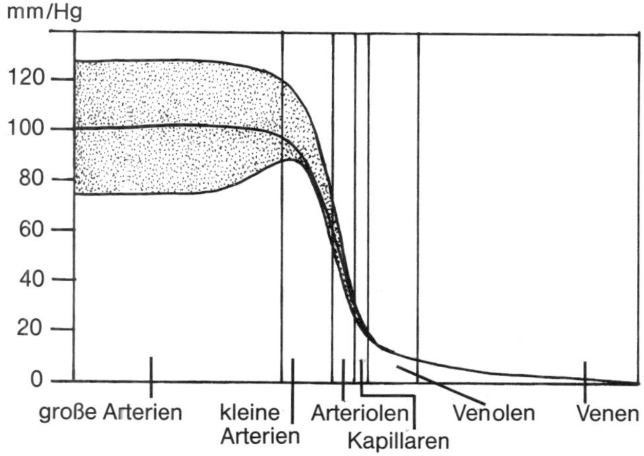

Blutdruckabfall von der Aorta zu den Venen

Blutdruck ist der Druck, der im arteriellen Hochdrucksystem besteht

Wenn vom Blutdruck die Rede ist, versteht man darunter in der Regel den Druck, der im arteriellen Hochdrucksystem besteht und an der Armarterie gemessen wird. Er hängt von 2 Faktoren ab: Pumpdruck des Herzmuskels und Widerstand der Arterienwände.

Pumpdruck des Herzens

Das Herz arbeitet wie eine Pumpe

Das Herz, ein muskuläres Hohlorgan, arbeitet wie eine Pumpe, die das Blut in rhythmischen Stößen aus der linken Herzkammer in die Hauptschlagader befördert. Das geschieht durchschnittlich 70- bis 75mal pro Minute,

Systole

wenn der Herzmuskel sich in der *Systole* zusammenzieht.

Der Druck, den das Blut dabei auf die Gefäßwände ausübt, kann als Pulswelle an den oberflächlichen Schlagadern vor allem am Hals und Handgelenk deutlich getastet werden.

Diastole

Nach der Systole legt der Herzmuskel eine kurze Pause ein, in der es zur Erschlaffung kommt. Sie wird als *Diastole* bezeichnet. In dieser Phase sinkt der Blutdruck ab, weil die Kraft des Herzmuskels nicht mehr auf die Blutsäule in den Arterien wirkt. Dennoch steht das Blut auch in der Diastole unter einem gewissen Druck, der es weiter durch die Gefäße treibt. Er wird durch die Spannung der Arterienwände aufrechterhalten. Den Unterschied zwischen dem Druck in der Systole und Diastole bezeichnet man als *Amplitude.*

Amplitude

Pumpdruck wird durch Herzfrequenz bestimmt

Mangelndes Training des Herzmuskels oder Erkrankungen schwächen den Pumpdruck

Der Pumpdruck, den der Herzmuskel auf das Blut in den Arterien ausübt, wird durch die Kraft seiner Zusammenziehung und die Zahl der Herzschläge (Herzfrequenz) bestimmt. Bei körperlichen und seelisch-nervösen Belastungen beschleunigt sich der Herzschlag, und der Blutdruck steigt, in Ruhe und im Schlaf nimmt die Herzfrequenz ab, der Druck vermindert sich. Mangelndes Training des Herzmuskels oder Erkrankungen schwächen den Pumpdruck bei der Systole ab, so daß der Blutdruck ebenfalls verringert wird; das kann von schnellerem Herzschlag begleitet werden, der die mangelnde Herzkraft wieder ausgleichen soll, aber das gelingt oft nur teilweise und nur für einige Zeit.

Die Herztätigkeit wird durch ein eigenes Reizbildungs- und Reizleitungssystem des Herzmuskels bestimmt. Die Anpassung an die unterschiedlichen Bedürfnisse erfolgt jeweils über das vegetative Nervensystem.

Widerstand der Blutgefäße

Blutgefäße haben entscheidenden Einfluß auf den Blutdruck

Neben der Aktivität des Herzmuskels nehmen die Blutgefäße entscheidenden Einfluß auf den Blutdruck. Dabei muß man zwischen den Funktionen der größeren und kleinen Arterien unterscheiden, die den Blutdruck auf verschiedene Weise mit regulieren.

Die Wände der großen Arterien enthalten mehr elastische Fasern

Die Wände der großen Arterien enthalten mehr elastische Fasern. Wenn das Blut durch den Pumpdruck des Herzmuskels in diese Gefäße gepreßt wird, dehnen sich deren Wände aus. In der Diastole, wenn der Druck vom Herzen her fehlt, ziehen sich die elastischen Fasern wieder zusammen. Dadurch wird das Blut unabhängig vom Herzen weiter durch das arterielle Hochdrucksystem befördert. Der Blutdruck liegt in der Diastole aber niedriger als in der Systole, weil die elastischen Fasern den Pumpdruck des Herzens nicht vollständig ersetzen können. Da man den gesamten Vorgang mit einem technischen Windkessel vergleichen kann, spricht man auch von der Windkesselfunktion der großen Arterien.

Der Blutdruck liegt in der Diastole niedriger als in der Systole

Windkesselfunktion der großen Arterien

Bei den kleinen Arterien überwiegt der Muskelfaseranteil

Die kleineren und kleinsten Arterien sind nicht so elastisch wie die großen, in ihren Wänden überwiegt der Anteil an Muskelfasern. Diese Gefäßmuskeln werden durch Nerven versorgt, die für die Enger- oder Weiterstellung der Arterien zuständig sind. Dadurch werden die örtliche Durchblutung und der Blutdruck gesteuert. Wenn die Gefäße verengt werden und dem Blut mehr Widerstand entgegensetzen, erhöht sich der Druck, damit der Widerstand überwunden wird. Bei weitergestellten Arterien, die dem Blut weniger Widerstand bieten, sinkt der Blutdruck.

Die kleinen und kleinsten Schlagadern bestimmen maßgeblich den Blutdruck

Die kleinen und kleinsten Schlagadern bestimmen also maßgeblich den Blutdruck und die örtliche Blutversorgung mit. Das bietet zugleich die Möglichkeit, den Druck von außen durch Reize zu beeinflussen, die Reaktionen der Gefäßmuskulatur provozieren, bei Hypotonie zum Beispiel durch kalte Wasseranwendungen, die zur Arterienverengung mit ansteigendem Blutdruck führen.

Steuerung des Blutdrucks

Das kybernetische System besteht aus mehreren Regulationsmechanismen

Das kybernetische System, das für die Aufrechterhaltung des normalen Blutdrucks und für seine Anpassung an die wechselnden Bedürfnisse zuständig ist, besteht aus mehreren Regulationsmechanismen. Außerdem wirken dabei noch biorhythmische Einflüsse mit, die bislang aber noch nicht ausreichend erklärt werden können.

Meßfühler in den Arterien

Informationen über den Druckwert in den Arterien

Das übergeordnete Steuerungszentrum für den Blutdruck im Gehirn benötigt ständig Informationen über den augenblicklich gerade bestehenden Druckwert in den Arterien. Sie werden durch Meßfühler vermittelt, die sich in den Wänden bestimmter Arterien befinden.

Die wichtigsten Fühler liegen in den Wänden der Halsschlagadern

Die wichtigsten Fühler liegen in den Wänden der Halsschlagadern (Karotiden), außerdem wird der Blutdruck noch von Fühlern in den Wänden der Aorta registriert. Bei diesen Meßfühlern handelt es sich um feine Nervenenden. Sie reagieren auf die geringsten Veränderungen des Blutdrucks und der Gefäßweite. Über Nervenbahnen leiten sie die Informationen zum Kreislaufzentrum im Hirnstamm weiter. Dort werden sie verarbeitet, mit anderen Informationen aus dem Körper verglichen und angemessen beantwortet.

Steuerzentrale im Gehirn

Rautenhirn

Das Zentrum für die Regulation des Blutdrucks befindet sich im Rautenhirn, das zum Hirnstamm gehört. Dieser entwicklungsgeschichtlich älteste Teil des Gehirns, über dem sich die beiden „jüngeren" Großhirnhalbkugeln wölben, ist auch noch für einige andere lebenswichtige Funktionen zuständig, zum Beispiel für die Atmung.

Die Reize gelangen auf dem Nervenweg zum Kreislaufzentrum

Die Reize, die von den Blutdruckmeßfühlern in der Aorta und in den Halsschlagadern aufgenommen werden, gelangen auf dem Nervenweg zum Kreislaufzentrum. Von hier aus werden dann die notwendigen Regulationen veranlaßt, die den Blutdruck dem jeweiligen Bedarf des

Vegetatives Nervensystem und verschiedene Hormondrüsen

Körpers anpassen. Das erfolgt über das vegetative Nervensystem und verschiedene Hormondrüsen. Sie sorgen dafür, daß die Arterien verengt oder erweitert werden und das Herz langsamer oder schneller schlägt. Außerdem wird bedarfsgerecht die Blutströmung verändert und Blut in körpereigenen Speichern (zum Beispiel in der Leber) gesammelt oder daraus in den Kreislauf abgegeben.

Alle Befehle laufen automatisch ab

Alle diese Befehle aus dem Kreislaufzentrum, die den Blutdruck und die Durchblutung sehr genau dem jeweiligen Bedarf anpassen, laufen automatisch ab. Wir bemerken normalerweise überhaupt nichts davon. Erst wenn die Blutdruckregulation nicht mehr richtig funktioniert, wird sie uns durch Beschwerden bewußt.

Nervöse und hormonelle Regulierung

Vegetatives Nervensystem

Hormonartige Botenstoffe

Die Befehle zur Regulierung des Blutdrucks müssen aus der Steuerzentrale im Hirnstamm zum Herzmuskel und zu den Arterien gelangen. Diese Aufgabe übernimmt zum Teil das vegetative, vom Willen unabhängig arbeitende Nervensystem. Es sorgt dafür, daß die Herzfrequenz verlangsamt oder beschleunigt wird und die Gefäßmuskeln die Arterien erweitern oder verengen. Ferner sind noch verschiedene hormonartige Botenstoffe daran beteiligt, deren Ausschüttung zum Teil ebenfalls durch das vegetative Nervensystem gesteuert wird. Vor allem die folgenden Hormone spielen bei der Blutdruckregulierung eine Rolle:

Adrenalin

- *Adrenalin* (Epinephrin) aus dem Nebennierenmark und Teilen des Sympathikusnerven, das die Gefäße verengt und die Herzfrequenz beschleunigt, so daß sich der Blutdruck erhöht; es gilt als das wichtigste „Notstandshormon" des Körpers, das in Notfällen zur plötzlichen Leistungssteigerung führt.

Acetylcholin

- *Acetylcholin,* der Gegenspieler des Adrenalins, das bei Erregung des Vagusnerven aus dessen Enden und Nervenknoten freigesetzt wird, um den Blutdruck zu senken und die Herzfrequenz zu verlangsamen.

Cortison

- *Cortison,* ein Hormon aus der Nebennierenrinde, das den Blutdruck erhöhen kann; dieses Hormon wird wegen seiner vielfältigen Wirkungen auch therapeutisch bei verschiedenen Krankheiten genutzt, unter anderem bei stärkerem Blutdruckabfall durch allergische Reaktionen.

Angiotensin

- *Angiotensin* (Hypertensin), das bei Mangeldurchblutung der Nieren, die auch beim niedrigen Blutdruck besteht, durch das Nierenenyzm Renin aus seiner inaktiven Vorstufe abgespalten wird und durch Verengung der Arterien den Blutdruck erhöht.

Histamin

- *Histamin,* ein hormonartiger Botenstoff, der aus dem Eiweißbaustein (Aminosäure) Histidin abgespalten wird und zu den Gewebshormonen gehört; vorwiegend entsteht es in der Haut und in den Schleimhäuten, kann aber auch in anderen Geweben gebildet werden; durch seine gefäßerweiternde Wirkung senkt es den Blutdruck, was bei allergischen Reaktionen bis zum lebensbedrohlichen Kreislaufschock führen kann.

Das Zusammenspiel ist wichtig

Durch das fein aufeinander abgestimmte Zusammenspiel zwischen der Steuerzentrale im Gehirn, dem vegetativen Nervensystem und den Hormonen wird der Blutdruck rasch sehr genau dem im Tagesverlauf immer wieder wechselnden Bedarf des Körpers angepaßt. Allerdings kann ein so komplexes System auch durch zahlreiche Einflüsse leicht gestört werden, so daß es zu Fehlregulationen des Blutdrucks kommt.

Biorhythmische Einflüsse

Die Wissenschaft von den biologischen Rhythmen, die zahlreiche körperliche, geistige und seelisch-nervöse Lebensfunktionen beeinflussen, ist noch zu neu, als daß man von ihr viele gesicherte Antworten erwarten dürfte. Insbesondere weiß man bisher nicht genau, wie die verschiedenen Rhythmen überhaupt entstehen. Es gibt Hinweise darauf, daß der Einfluß elektromagnetischer Wellen, die uns ständig umgeben, dabei eine wesentliche

Wie entstehen die Rhythmen?

Rolle spielt. Auch das vegetative Nervensystem und die Hormondrüsen sind daran beteiligt, aber wohl nicht als eigentliche Taktgeber, sondern als Übermittler der biorhythmischen Einflüsse.

24-Stunden-Rhythmus

Für den Blutdruck stellte man den folgenden normalen Biorhythmus im Verlauf von 24 Stunden fest:

- Am Morgen gegen 6 Uhr, also ungefähr um die Zeit, zu der viele Menschen aufstehen müssen, wird der Blutdruck nach der nächtlichen Ruhepause allmählich angehoben; daran ist der sympathische Teil des vegetativen Nervensystems beteiligt, der im Wachzustand normalerweise überwiegt.
- Im weiteren Tagesverlauf steigt der Blutdruck langsam an, bis er gegen 18 Uhr seinen höchsten Wert im 24-Stunden-Rhythmus erreicht.
- Anschließend beginnt er unter dem Einfluß des parasympathischen Teils des vegetativen Nervensystems, das den Organismus auf Ruhe und Erholung umschaltet, allmählich wieder zu sinken; gegen 23 Uhr erreicht er seinen Tiefststand, zu einer Zeit also, wo viele Menschen zu Bett gehen oder bereits schlafen.

Wie ist es bei Hypotonie?

Ob und welche Veränderungen dieser natürlichen Rhythmik bei Hypotonie eine Rolle spielen, steht bisher noch nicht sicher fest. Es scheint, daß der Anstieg des Blutdrucks am Morgen nicht so rasch wie bei Gesunden erfolgt, was die verbreiteten Startschwierigkeiten der Betroffenen am Morgen mit erklärt. Abends scheint der Blutdruck zu rasch und zu früh abzusinken, eine Ursache für die oftmals sehr frühe Müdigkeit des Hypotonikers.

Nächtlicher Abfall der Rhythmuskurve

In der Nacht fällt die Rhythmuskurve des Blutdrucks unter Umständen so weit ab, daß es zur Mangeldurchblutung des Gehirns mit Schlafstörungen kommt.

Störungen der Rhythmik

Nach allem, was bisher von den biorhythmischen Schwankungen des Blutdrucks bekannt ist, dürften Störungen der Rhythmik bei Hypotonie oft (oder immer) eine Rolle spielen. Allerdings wirken sie vermutlich nicht so stark wie die anderen Ursachen des niedrigen

Blutdrucks; vielleicht schaffen sie nur einige Voraussetzungen dafür, daß die anderen Faktoren unangenehm spürbar werden.

Blutdruck mehrmals täglich kontrollieren

Für die diagnostische Beurteilung der Blutdruckwerte erfordern die biorhythmischen Schwankungen, daß man den Blutdruck mehrmals zu verschiedenen Tageszeiten kontrolliert und in Beziehung zum normalen Biorhythmus setzen muß. Erst dann wird eine zuverlässige Diagnose möglich. Da dies in den Praxen bisher aber zu wenig gebräuchlich ist, kann es sinnvoll sein, den Blutdruck selbst zu Hause mehrmals zu messen und die Ergebnisse dann dem Therapeuten vorzulegen.

Messung und Beurteilung der Blutdruckwerte

Die Veränderungen des Blutdrucks rufen vielfältige, unklare Beschwerden hervor

Die Veränderungen des Blutdrucks rufen vielfältige, unklare Beschwerden hervor. Sie können zwar den Verdacht auf eine Blutdruckstörung nahelegen, der aber durch mehrfache Messungen bestätigt werden muß, ehe man eine entsprechende Behandlung einleiten kann.

Messung des Blutdrucks

Scipione Riva-Rocci

Eine Kontrolle der Blutdruckwerte ist erst seit 1895 möglich. Damals stellte der italienische Kinderarzt Scipione Riva-Rocci (1863 – 1937) den dazu von ihm entwickelten Apparat vor. Im Prinzip blieb dieses Gerät bis heute trotz aller Verbesserungen und der Einführung elektronischer Meßgeräte unverändert.

Man mißt den Blutdruck stets an einer Armarterie

Grundsätzlich mißt man den Blutdruck stets an der Arterie eines Arms, damit die Ergebnisse der verschiedenen Kontrollen vergleichbar bleiben. Dazu legt man eine stoffbezogene Gummimanschette fest um den Oberarm und befestigt sie mit einem Haken- oder Klettverschluß. Die Manschette kann sich beim Aufblasen nur nach innen ausdehnen. Mit einem handbetriebenen Pumpbalg aus Gummi, bei einigen elektronischen Geräten auch mit einer elektrischen Pumpe, wird die Manschette dann so weit aufgepumpt, daß der Druck darin den des Bluts in der Armarterie übersteigt und sie zusammendrückt, so daß kein Blut mehr durchfließen kann.

Manschette

Danach öffnet man das Ventil am Pumpbalg wieder und läßt die Luft langsam aus der Manschette entweichen. Auf die Armarterie wird in der Ellbogenbeuge ein Stethoskop gelegt – bei elektronischen Geräten ist in der Manschette ein Sensor eingebaut –, mit dessen Hilfe man das Einströmen des Bluts in die Arterie hört, sobald der Druck in der Manschette den Blutdruck unterschreitet. Dabei treten turbulente Strömungen auf, die zu einem klopfenden Geräusch führen.

Man hört das Einströmen des Bluts in die Arterie

In diesem Augenblick liest man den Druck an der Skala des Geräts, bei elektronischen Apparaten an der Digitalanzeige ab. Er wird als *systolischer Meßwert* bezeichnet und gibt den Blutdruck bei der Zusammenziehung des Herzmuskels in der Systole an. Anschließend läßt man die Luft weiter durch das Ventil entweichen, bis das Blut ohne Behinderung durch die Arterie strömt, das Klopfen im Stethoskop also aufhört. Der dabei abzulesende Meßwert entspricht dem Blutdruck, der in der Diastole des Herzmuskels noch in den Arterien herrscht *(diastolischer Meßwert).*

Systolischer Meßwert

Diastolischer Meßwert

Die Blutdruckkontrolle gehört heute zu den Routinemaßnahmen in jeder Praxis. Aus den Meßergebnissen lassen sich verschiedene diagnostische Rückschlüsse ziehen, die in den nächsten Kapiteln erläutert werden. Auch die Selbstmessung des Blutdrucks, die wir später noch beschreiben, ist möglich und empfehlenswert, damit man in regelmäßigen Abständen prüfen kann, wie es um den Blutdruck steht.

Bedeutung der Meßwerte

Bei der Blutdruckkontrolle erhält man 2 Ergebnisse, den systolischen und den diastolischen Wert. Außerdem ist noch die Blutdruckamplitude, also der Unterschied zwischen den beiden Meßwerten, von diagnostischer Bedeutung.

mm HG

Man schreibt die Werte so auf, wie man sie ermittelt hat, zunächst also den höheren systolischen, dann den niedrigen diastolischen; getrennt werden sie durch einen Schrägstrich. Die Angabe „mm Hg" dahinter bedeutet Millimeter, um die sich eine Quecksilbersäule in einem Röhrchen mit Skala durch den Blutdruck erhöht (ähnlich wie bei einem Barometer durch den Luftdruck). Dieser Zusatz ist aber entbehrlich, denn auch bei elektronischer Messung mit Digitalanzeige beziehen sich die Meßwerte stets sinngemäß auf die Quecksilbersäule, die früher immer verwendet wurde und auch heute noch als die genaueste Meßmethode gilt.

RR

Wenn noch andere diagnostische Werte, zum Beispiel Blutfette oder Blutzucker, auf der Karteikarte des Therapeuten notiert wurden, kann er die Blutdruckwerte mit dem Zusatz „RR" (nach Riva-Rocci) kennzeichnen. Das ist aber oft nicht mehr gebräuchllch. Im allgemeinen erkennt man auch ohne diese Abkürzung allein an den Werten, daß sie sich auf den Blutdruck beziehen.

Systolischer Blutdruck

Er gibt den Druck in der Arterie bei der Zusammenziehung des Herzmuskels an

Ideal 110-120 mm Hg

Der höhere Meßwert, den man zuerst bei der Blutdruckkontrolle feststellt, gibt den Druck in der Arterie bei der Zusammenziehung des Herzmuskels an, wenn die Kraft des Herzens auf die Blutsäule wirkt. Er liegt bei Erwachsenen im Idealfall bei 110 - 120 mm Hg. Mit dem Alter nimmt er etwas zu, weil die Arterien allmählich verhärten.

Obergrenze ohne Gefährdung: 140 mm Hg

Die Obergrenze des systolischen Drucks, bei dem noch keine Gefährdung besteht, wird heute mit ungefähr 140 mm Hg angegeben, im höheren Alter auch bis 150 mm

Hg. Danach beginnt bereits der Risikobereich; wenn noch andere Gefahren für das Herz-Gefäß-System bestehen, vor allem zu hohe Blutfettwerte und Arterienverkalkung, kann bereits eine Behandlung erforderlich sein. Aber auch dann, wenn keine weiteren Risiken vorliegen, sollte der mäßig erhöhte Blutdruck auf natürliche Weise schonend gesenkt werden.

Behandlungsbedürftiger Hochdruck

Ab 160 - 165 mm Hg besteht immer behandlungsbedürftiger Hochdruck. Ausnahmen gelten lediglich für Menschen über 65 Jahre, bei denen noch weitere Faktoren vom Therapeuten beachtet werden müssen.

Niedriger Blutdruck

Von niedrigem Blutdruck spricht man, wenn der systolische Wert dauernd unter 100 mm Hg liegt. Das ist im allgemeinen zwar weniger bedenklich als zu hoher Blutdruck, sollte wegen der damit oft verbundenen Beschwerden aber auch schonend durch natürliche Heilverfahren behandelt werden.

Diastolischer Blutdruck

Er entspricht dem Druck in den Arterien bei der Erschlaffung des Herzmuskels

Dieser 2. Meßwert bei der Blutdruckkontrolle liegt niedriger als der systolische und entspricht dem Druck in den Arterien bei der Erschlaffung des Herzmuskels in der Diastole. Er gibt vor allem Auskunft über die Elastizität der Gefäße und erfordert mehr Beachtung als der systolische Wert, weil man bei einer Erhöhung auf Verkalkung und Verhärtung der Arterien schließen kann.

Idealfall

Im Idealfall liegt der diastolische Blutdruck für Erwachsene bei etwa 80 mm Hg. Noch nicht behandlungsbedürftig sind Werte bis 90 mm Hg, die aber auch schonend gesenkt werden sollten, um die Gefäße zu entlasten.

Risikobereich

Danach beginnt der mögliche Risikobereich. Er reicht bis 95 mm Hg und muß dann behandelt werden, wenn noch andere Risikofaktoren bestehen.

Diastolische Blutdruckwerte über 95 mm Hg

Diastolische Blutdruckwerte über 95 mm Hg liegen immer bedenklich hoch und sollten frühzeitig konsequent gesenkt werden. Lediglich für Menschen über 65 Jahre können sie im Einzelfall noch hingenommen werden.

Zu niedriger Wert

Zu niedrig liegt der diastolische Blutdruck bei Werten ab 70 - 65 mm Hg. Das kann auch bei nicht krankhaften Ursachen zu erheblichen subjektiven Beschwerden führen und erfordert deshalb eine schonende, aber konsequente Behandlung.

Amplitude des Blutdrucks

Graphische Kurve

Wenn man den Anstieg und Abfall des Blutdrucks graphisch darstellt, entsteht eine Kurve, die rhythmisch zwischen dem systolischen und diastolischen Wert schwankt. Die Schwingungsweite dieser Kurve, also den Unterschied zwischen den beiden Werten, bezeichnet

Amplitude

man als Amplitude (lateinisch amplitudo = Weite von Schwingungen und Wellen). Geht man von den idealen Blutdruckwerten 120/80 mm Hg aus, dann beträgt die Amplitude 40 mm Hg.

Neben dem systolischen und diastolischen Wert, mit denen sie in Beziehung gesetzt werden muß, ist die Amplitude des Blutdrucks diagnostisch wichtig. Unter anderem gibt sie Hinweise auf eine Verkalkung der größeren Arterien oder Herzmuskelschwäche. Fällt die Amplitude zu groß aus, muß an Arteriosklerose gedacht werden. Die elastischen größeren Arterien können sich dann in der Diastole nicht mehr ausreichend zusammenziehen, der diastolische Blutdruck fällt deutlich ab, und der Unterschied zum systolischen Wert erhöht sich. Eine zu kleine Amplitude dagegen kann auf Schwächung des Herzmuskels hinweisen, dessen Pumpkraft in der Systole keinen ausreichend hohen Druck mehr herzustellen vermag. Dann verringert sich der Unterschied zum diastolischen Blutdruck.

Die Amplitude gibt Hinweise auf eine Verkalkung der größeren Arterien oder Herzmuskelschwäche

Diese beiden Beispiele mögen genügen, um die Bedeutung der Blutdruckamplitude zu veranschaulichen. Medizinischen Laien ist es kaum möglich, sie zuverlässig zu beurteilen. Für sie genügt es, den systolischen und diastolischen Wert zu prüfen. Weicht er stärker nach oben oder unten von der Norm ab, bleibt die Diagnose stets der fachmännischen Untersuchung vorbehalten.

Medizinischen Laien genügt es, den systolischen Wert zu prüfen

Anleitung zur Selbstmessung

Die routinemäßige Blutdruckkontrolle in der Sprechstunde ergibt nicht selten falsche Werte

Streßsituation

Die routinemäßige Blutdruckkontrolle in der Sprechstunde ergibt nicht selten falsche Werte. Das hat aber nichts mit der Zuverlässigkeit der Messung zu tun, sondern erklärt sich aus der Streßsituation, in der sich der Patient bei der Konsultation befindet. Außerdem spielt es auch eine Rolle, zu welcher Tageszeit der Druck in der Praxis gemessen wird, weil er biorhythmischen Schwankungen unterliegt. Im Extremfall kann das dazu führen, daß bei einem Patienten mit niedrigem Blutdruck zu hohe Werte gemessen werden und eine falsche Behandlung erfolgt, wie der nachstehende Fall aus meiner Praxis zeigt.

Fall 1:

„Ich war ziemlich aufgeregt, als ich am Abend meinen Hausarzt aufsuchte, weil ich den ganzen Tag über viel Ärger im Büro hatte und dem wegen meiner Beschwerden nicht richtig gewachsen war," berichtete meine Patientin Hanna T. bei der ersten Konsultation. „Insgeheim fürchtete ich, ernster erkrankt zu sein, und stand deshalb wohl zusätzlich unter hoher innerer Spannung. Als mir der Arzt dann eröffnete, daß mein Blutdruck zu hoch sei, war ich aber doch verblüfft, denn früher neigte ich eher zur Hypotonie."

Trotzdem nahm Hanna das mild blutdrucksenkende Medikament ein, das ihr der Arzt verschrieb. „Dadurch ging es mir aber noch schlechter," erinnerte sie sich. „Es ließ mir keine Ruhe mehr, ich wollte es genau wissen und kaufte mir deshalb selbst ein Blutdruckmeßgerät. Nach einigen Messungen zu Hause wußte ich, weshalb es mir so schlecht ging – mein Blutdruck war so tief wie nie zuvor im Keller. Da war mein Vertrauen zu meinem Arzt natürlich dahin, und ich suchte ihn nicht mehr auf."

3 unglückliche Faktoren

Vielleicht war das Meßgerät des Arztes defekt, oder er hat den Blutdruck schlampig gemessen, könnte man jetzt denken. Aber nichts davon trifft zu. Bei Frau T. kamen 3 Faktoren so unglücklich zusammen, daß ihr normalerweise niedriger Blutdruck zum leichten Hochdruck wurde: Streß während des ganzen Tags, Angst vor einer besorgniserregenden Diagnose und der Biorhythmus, der den Blutdruck zum Zeitpunkt der Untersuchung gerade auf den Tagesgipfel gesteigert hatte. Dadurch stieg der Druck vorübergehend um über 60 mm Hg an und täuschte die Hypertonie vor.

Streß der Untersuchung kann den Blutdruck erhöhen

Kontrolluntersuchungen

Natürlich bleibt dies ein Ausnahmefall. Man weiß heute aber, daß schon allein der Streß der Untersuchung den Blutdruck oft um 20 - 40 mm Hg erhöht. Deshalb ist es bei nicht ganz eindeutigen Ergebnissen vor der Therapie notwendig, noch mehrere Kontrolluntersuchungen an anderen Tagen und zu unterschiedlichen Tageszeiten vorzunehmen. Erst dadurch gewinnt man schließlich zuverlässige Daten, auf denen die richtige Behandlung aufgebaut werden kann. Am besten werden solche Blutdruckkontrollen vom Patienten selbst in seiner vertrauten Umgebung vorgenommen, weil dann der Streß des Arztbesuchs und der dafür notwendige Zeitaufwand entfallen.

Es kann sinnvoll sein, sich ein Blutdruckmeßgerät anzuschaffen

Krankhafte Veränderungen des Blutdrucks so früh wie möglich erkennen

Aber auch wenn kein akuter Anlaß besteht, kann es sinnvoll sein, sich ein Blutdruckmeßgerät anzuschaffen, um damit in regelmäßigen Abständen den Druck selbst zu prüfen. Das stellt sicher, daß krankhafte Veränderungen des Blutdrucks nicht erst zufällig beim nächsten Arztbesuch, sondern so früh wie möglich erkannt und behandelt werden können. Dazu gibt es heute verschiedene Gerätetypen, angefangen beim einfachen, preiswerten Apparat mit einer Skala, zu dem man noch ein Stethoskop benötigt, bis hin zu aufwendigen, entsprechend teuren elektronischen Geräten, die sich durch ihre unkomplizierte Handhabung auszeichnen.

Beratung und Erprobung

Am besten läßt man sich vom Therapeuten, in der Apotheke oder im Fachgeschäft beraten und erprobt vor dem Kauf mehrere Geräte. Ein elektronisches Luxusgerät mit elektrischer Pumpe und Ausdruck der Meßergebnisse mit Datum und Uhrzeit auf einem Papierstreifen ist keineswegs notwendig, man erhält schon ab etwa DM 150,- brauchbare elektronische Apparate zur Selbstmessung, die einfach zu handhaben sind. Wer das klassische Gerät

Stethoskop in der Gummimanschette

vorzieht, das schon ab etwa DM 90,– erhältlich ist, sollte darauf achten, daß das Stethoskop in der Gummiman-

schette eingebaut ist; das erleichtert die Handhabung im Vergleich zum gesonderten Stethoskop, das auf die Arterie in der Armbeuge gelegt werden muß.
Die Durchführung der Blutdruckmessung wurde weiter vorne bereits beschrieben. Besonderheiten für die einzelnen Gerätetypen ergeben sich aus der Gebrauchsanweisung des Herstellers. Sie muß genau beachtet werden, damit man zuverlässige Meßergebnisse erhält.

Grundregeln

Die folgenden Grundregeln sind bei der Selbstmessung unbedingt einzuhalten, damit man richtige, vergleichbare Werte erhält:

- Stets am gleichen Arm messen, denn zwischen den beiden Armen können Druckunterschiede von 10 - 20 mm Hg oder mehr bestehen; probeweise kann man den Blutdruck zwischendurch auch nacheinander an beiden Armen prüfen und sollte den Therapeuten zur Klärung der Ursachen (zum Beispiel einseitige Verengung einer Arterie) aufsuchen, wenn dabei Unterschiede von mehr als 20 mm Hg festgestellt werden.
- Den Arm, an dem der Blutdruck gemessen wird, stets in Höhe des Herzens auf den Tisch legen, denn Lageveränderungen beeinflussen das Meßergebnis.
- Immer in der gleichen Körperhaltung, bevorzugt im Sitzen messen, weil sich der Blutdruck durch andere Haltungen verändert; für den Therapeuten können diese Veränderungen diagnostisch wichtig sein, er wird den Druck deshalb bei Bedarf in unterschiedlichen Haltungen prüfen.

Gültige Eichung des Geräts

Schließlich ist noch darauf zu achten, daß die Eichung des Geräts gültig ist. Das ergibt sich aus der Jahreszahl auf der Eichplakette am Apparat. In der Regel müssen die Geräte alle 2 Jahre von der Eichbehörde neu geeicht werden, damit die Zuverlässigkeit der Meßergebnisse gewährleistet ist.

Vorsorgliche Blutdruckkontrollen sollten in Abständen von 3 - 6 Monaten vorgenommen werden, und zwar immer mehrere Tage hintereinander zu unterschiedlichen Zeiten. Wenn bereits Herz- oder Gefäßkrankheiten bestehen, sind häufigere Messungen notwendig, um den Krankheitsverlauf zu überwachen. Das bespricht man mit dem Therapeuten, der auch alle von der Norm abweichenden Meßergebnisse, die mehrmals ermittelt wurden, rasch beurteilen soll.

Tabelle: Altersabhängige Normwerte

Der Blutdruck unterliegt im Lauf des Tages verschiedenen Einflüssen

Der Blutdruck unterliegt im Lauf des Tages verschiedenen Einflüssen, zum Beispiel Anstrengungen, Aufregungen oder Biorhythmen, die ihn nach oben oder unten verändern. Deshalb kann man keinen zu jeder Zeit richtigen Wert nennen. Die folgenden Angaben entsprechen den Durchschnittswerten der einzelnen Altersgruppen.

Optimaler Wert für Erwachsene

Danach gilt für Erwachsene ein Druck zwischen 120 und 140 mm Hg systolisch und 80 - 90 mm Hg diastolisch als optimal. Nicht mehr zu vertreten ist die Auffassung, daß der systolische Druck bei Erwachsenen 100 + Lebensalter (bei einem 50jährigen also 150 mm Hg) betragen soll. Zwar steigt der Blutdruck mit zunehmendem Alter bei

Überholte Faustregel

Gesunden mäßig an, aber nicht so stark, wie diese überholte Faustregel annahm.

In der folgenden Tabelle geben wir neben den Werten in mm Hg auch den Druck in kPa (= Kilo-Pascal, nach dem

Altersgruppe	Blutdruck (Normalwerte)			
	systolisch		diastolisch	
	mm Hg	kPa	mm Hg	kPa
Neugeborene	60- 70	8,0- 9,3	keine Angaben möglich	
Säuglinge	80- 85	10,6-11,3		
Kinder bis 10 Jahre	80-100	10,6-13,3	60	8,0
10-30 Jahre	120	16,0	80	10,6
30-40 Jahre	125	16,6	85	11,3
40-60 Jahre	135-140	18,0-18,6	90- 95	12,0-12,6
über 60 Jahre	150-160	20,0-21,3	90-100	12,0-13,3

Physiker Blaise Pascal, 1623 - 1662) an. Diese Maßeinheit wird international für den Druck verwendet. Bei uns ist es aber nach wie vor gebräuchlich, den Blutdruck in den gewohnten mm Hg anzugeben. Die Umrechnung von mm Hg in kPa erfolgt nach der Formel: 1 kPa = 1 mm Hg x 0,133.

Risikobereich

Werte ab 140 mm Hg gelten bei jüngeren Erwachsenen bereits als Risikobereich und erfordern eine Beobachtung, beim Vorliegen weiterer Risikofaktoren für Herz und Gefäße teilweise auch schon eine Behandlung. Ab 160/95 mm Hg, im höheren Alter ab 160/100 mm Hg besteht immer behandlungsbedürftiger Bluthochdruck.

Unterer Grenzwert

Nach unten wird die Grenze zum niedrigen Blutdruck mit unter 100 mm Hg systolisch und 70 - 65 mm Hg diastolisch angegeben. Das richtet sich auch danach, ob subjektiv Beschwerden bestehen.

Die genannten Grenzwerte gelten nicht für gelegentliche Blutdruckschwankungen, sondern nur für den durchschnittlichen dauernden Blutdruck. Er muß durch mehrere Messungen an einigen aufeinanderfolgenden Tagen zu unterschiedlichen Zeiten ermittelt werden.

Niedriger Blutdruck – „Lebensversicherung" oder Krankheit?

Der Krankheitswert des niedrigen Blutdrucks, der als Symptom einer anderen Erkrankung auftritt, steht außer Zweifel. Umstritten ist die Frage, ob auch bei Hypotonie ohne nachweisbare krankhafte Ursachen von einer Krankheit gesprochen werden kann. Hier hilft die Definition der Gesundheit durch die Weltgesundheitsorganisation (WHO) weiter, nach der Gesundheit als „Zustand völligen körperlichen, geistigen, seelischen und sozialen Wohlbefindens" zu verstehen ist, aber auch die enger gefaßte Auffassung, wonach Gesundheit als „subjektives Empfinden des Fehlens körperlicher, geistiger und seelischer Störungen oder Veränderungen" angesehen wird.

Definition der Gesundheit

Niedriger Blutdruck ist Krankheit

Beide Definitionen legen es nahe, den niedrigen Blutdruck auch dann als Krankheit zu verstehen, wenn dafür keine krankhaften Ursachen gefunden werden, wie es bei der Mehrzahl der Betroffenen der Fall ist. Ihre oft erheblichen Beschwerden stehen dem Gefühl, rundum gesund zu sein, meist entgegen.

Dagegen spricht auch nicht das Ergebnis einer australischen Untersuchung, nach der die häufigsten Symptome der Hypotonie – allgemeine Müdigkeit und Schwäche, Schwindel und Herzklopfen – bei Menschen mit normalen Blutdruckwerten ebenso häufig wie bei Hypotonikern auftreten, denn sie stellen immer eine Belastung dar, die durch natürliche Heilmittel beseitigt oder gebessert werden soll.

„Lebensversicherung" für Herz und Gefäße

Zum Teil wird niedriger Blutdruck als eine Art „Lebensversicherung" für Herz und Gefäße verstanden. Die Schonung dieses Organsystems kann im Einzelfall das Risiko, an einem Herz- oder Gefäßleiden zu erkranken, tatsächlich deutlich verringern und die Lebenserwartung erhöhen. Aber was nützt ein längeres Leben, wenn man nicht im Vollbesitz seiner Kräfte und Möglichkeiten ist, es nicht uneingeschränkt führen kann, sondern immer wieder durch die Symptome der Hypotonie eingeschränkt wird. Auch die „Lebensversicherung" durch niedrigen Blutdruck ist also kein Grund, bei Beschwerden, die zur eingeschränkten Lebensqualität führen, auf eine Behandlung zu verzichten.

Wann besteht zu niedriger Blutdruck?

Keine allgemeinverbindliche Definition

Eine allgemeinverbindliche Definition der Hypotonie gibt es nicht, sie hängt auch mit von den individuellen Beschwerden ab. Wenn man sich bei einem Blutdruck um 95/65 mm Hg wohl fühlt, wäre es verfehlt, wegen dieser Abweichung von der Norm schon die Krankheitsbezeichnung Hypotonie anzuwenden und vielleicht sogar grundlos eine Behandlung einzuleiten.
Häufig geht man von niedrigem Blutdruck aus, wenn in Ruhe folgende Durchschnittswerte bei einem Menschen gemessen werden und gelegentlich oder ständig unterschiedlich stark ausgeprägte Beschwerden bestehen:

Eine mögliche Definition

- Männer systolisch unter 110 - 100 mm Hg und diastolisch unter 70 - 65 mm Hg.
- Frauen systolisch unter 100 mm Hg und diastolisch unter 65 (zum Teil auch unter 60) mm Hg.

Aber wie gesagt, das ist nur eine mögliche Definition, die nicht allgemein anerkannt ist. Es gibt genug Fachleute, die systolische Blutdruckwerte unter 110 - 90 mm Hg und diastolische unter 60 mm Hg noch als normale Abweichungen vom Durchschnitt ansehen, solange

dadurch keine nennenswerten Beschwerden auftreten und keine krankhaften Ursachen dahinter stehen. Andere dagegen sprechen bei alten Menschen mit Arteriosklerose unter Umständen schon bei systolischen Werten unter 130 mm Hg von einer Hypotonie, wenn dadurch die Durchblutung wichtiger Organe gestört wird.
Obwohl eine starre Grenzziehung zwischen normalem und niedrigem Blutdruck also unmöglich ist, eignen sich die vorstehenden Blutdruckwerte zur ersten Orientierung für Betroffene. Die genaue Beurteilung und bei Bedarf Therapie bleibt dem Fachmann vorbehalten.

Verbreitung der Hypotonie

Da der niedrige Blutdruck nicht allgemeingültig genau definiert werden kann, fällt es naturgemäß schwer, die Verbreitung des Krankheitsbilds zu erfassen. Die Angaben der verschiedenen Untersuchungen dazu schwanken erheblich. Für die Bundesrepublik Derutschland geht man heute aber davon aus, daß mindestens 4 % der Bevölkerung – das entspricht rund 2,5 Millionen Menschen – an niedrigem Blutdruck leiden. Dabei besteht eine deutliche Abhängigkeit vom Alter, Geschlecht und auch vom Körpergewicht, wie die folgenden statistischen Daten veranschaulichen:

In Deutschland leiden 4% der Bevölkerung an niedrigem Blutdruck

Abhängig vom Alter…

- Im frühen Kindesalter kommt Hypotonie selten vor; zwischen dem 8. und 10. Lebensjahr nimmt sie aber erheblich zu, und zwischen 14 und 16 Jahren leiden bis zu 30 % der Kinder und Jugendlichen darunter, was sich später wieder normalisiert.

…Geschlecht…

- Bei Männern nimmt die Hypotonie ab der Lebensmitte zu, während bei Frauen der Gipfel der Häufigkeit zwischen dem 40. und 49. Lebensjahr liegt und ihr Blutdruck sich danach oft normalisiert oder sogar in Hochdruck übergeht.

…Körpergewicht…

- Von den Menschen, deren Körpergewicht unter dem

Normalgewicht liegt, klagen rund 5 % über Hypotonie; bei Normalgewichtigen beträgt der Anteil der Hypotoniker etwa 4,5 %, bei Übergewichtigen nur noch 3,8 % (dem entspricht, daß Übergewichtige häufiger zu Bluthochdruck neigen).

Diese Zahlen, die teils auf verschiedenen klinischen Untersuchungen, teils auf dem „Beschwerde-Informations-System" der Nürnberger Gesellschaft für Konsum-Markt- und Absatzforschung (GfK) beruhen, enthalten allerdings einige Unsicherheitsfaktoren. Dabei wird zum Beispiel nicht genau erfaßt, wie hoch der Anteil der Hypotonie bei den Beschwerden ist, die von den Befragten allgemein als Kreislaufstörungen bezeichnet werden. Vermutlich erhöht sich die Zahl der Hypotoniker dadurch auf 5 – 6 % der bundesdeutschen Bevölkerung im Alter über 15 Jahren. In anderen europäischen Staaten liegen die Verhältnisse wahrscheinlich ähnlich.

Unsicherheitsfaktoren

Trotz aller Unsicherheiten der Statistiken ergibt sich daraus, daß Hypotonie bei uns recht weit verbreitet ist und erhebliche Kosten durch Behandlung, Arbeitsausfall oder sogar Berufs-und Erwerbsunfähigkeit verursacht. Das Problem darf also nicht verharmlost werden, sondern erfordert eine frühzeitige Therapie, zu der die Betroffenen meist selbst aktiv beitragen müssen.

Erhebliche Kosten durch Behandlung, Arbeitsausfall oder Berufs- und Erwerbsunfähigkeit

Formen des Blutunterdrucks

Gemeinsames Anzeichen aller Formen der Hypotonie ist der verminderte Blutdruck, der vorübergehend oder dauernd deutlich von den allgemeinen Durchschnittswerten abweicht. Nach den wichtigsten Ursachen und Verlaufsformen unterscheidet man 3 Hauptgruppen der Hypotonie, die wir jetzt genauer untersuchen wollen.

3 Hauptgruppen der Hypotonie

Konstitutionelle Hypotonie

Das lateinische Wort constitutio bedeutet Beschaffenheit

oder Zustand. Auf den Menschen übertragen versteht man darunter die Summe all seiner angeborenen Eigenschaften und Veranlagungen. Daraus ergibt sich seine individuelle Reaktionsbereitschaft, Anpassungs- und Leistungsfähigkeit, die maßgeblichen Einfluß auf sein Leben und die Art seiner Erkrankungen nehmen kann. Ungünstige Anlagen müssen nun aber nicht unbedingt zur akuten Krankheit führen. Innerhalb gewisser Grenzen kann man ihnen durchaus durch gesundheitsbewußte Lebensführung begegnen. Dann bleibt die Veranlagung ein Leben lang „stumm" und verursacht keinerlei Beschwerden. Das gilt auch für die Hypotonie.

Essentielle Hypotonie ist anlagebedingt

Die konstitutionelle Hypotonie wird auch als *essentielle* (= selbständige) Form des niedrigen Blutdrucks bezeichnet. Das heißt, man kann dafür keine krankhaften Ursachen nachweisen, sie tritt anlagebedingt auf. Die niedrigen Blutdruckwerte bestehen dauernd als Folge einer hypotonen Kreislaufregulation, die zum Mißverhältnis zwischen dem Blutauswurf des Herzens und der Gefäßweite führt. Anders ausgedrückt: Die Gefäße sind durch eine konstitutionelle Fehlsteuerung der Gefäßnerven so weit gestellt, daß die vom Herzen ausgeworfene Blutmenge nicht ausreicht, um einen normalen Blutdruck zu unterhalten. Die Werte liegen durchschnittlich bei 100/65 – 60 mm Hg und bleiben recht stabil. Deshalb treten im allgemeinen nur mäßige Beschwerden auf. Es handelt sich also um eine nicht krankhafte Abweichung von der Norm.

Im allgemeinen nur mäßige Beschwerden

Tritt familiär gehäuft auf

Der Zusammenhang der essentiellen Hypotonie mit Veranlagung wird auch daran deutlich, daß sie familiär gehäuft vorkommt. Nicht selten läßt sich die Vorgeschichte bis zu den Großeltern der Betroffenen oder noch weiter zurückverfolgen, und auch bei den Geschwistern besteht häufig ein zu niedriger Blutdruck.

Durch seelisch-nervöse Einflüsse begünstigt und verstärkt

In vielen Fällen wird die anlagebedingte Hypotonie aber noch durch seelisch-nervöse Einflüsse begünstigt und verstärkt. Die Patienten neigen dann besonders zur allgemeinen Nervosität, sind leicht erregbar, überempfindlich, unterliegen erheblichen Stimmungsschwankungen,

Depressionen und Ängsten, fühlen sich zum Teil auch den Anforderungen des täglichen Lebens nicht gewachsen. Hinzu können noch chronische Überforderung bis hin zur Erschöpfung sowie Fehler der Ernährungs- und Lebensweise kommen. Wenn diese Verhaltensfehler beseitigt werden, bessert sich auch der niedrige Blutdruck trotz der ungünstigen Veranlagung wieder. Allerdings gelingt es kaum, ihn bis zum Durchschnitt anzuheben, aber das ist auch nicht erforderlich. Vielmehr kommt es lediglich darauf an, den Betroffenen ein aktives Leben ohne Beschwerden zu ermöglichen.

Orthostatische Hypotonie

Der Begriff Orthostase setzt sich aus den griechischen Wörtern *ortho* (= gerade, aufgerichtet) und *stasis* (Stand, Standort) zusammen und bedeutet sinngemäß aufrechte Körperhaltung. Als orthostatische Hypotonie bezeichnet man demnach eine häufige Sonderform des niedrigen Blutdrucks, die beim Übergang vom Liegen zum Stehen oder bei längerem Stehen auftritt. Im Liegen dagegen entspricht der Blutdruck der Betroffenen der Norm.

Tritt beim Übergang vom Liegen zum Stehen oder bei längerem Stehen auf

Vorübergehendes Versagen der Kreislaufregulation beim Haltungswechsel

Diese Störung erklärt sich aus dem vorübergehenden Versagen der Kreislaufregulation beim Haltungswechsel oder im Stehen. Da das Blut der Schwerkraft folgt, versackt es beim Aufrichten oder längeren Stehen nach unten in die Beine. Bei normalem Blutdruck wird dem sofort durch Verengung der Beingefäße und Abgabe von gespeichertem Blut aus den Depots des Körpers gegengesteuert, so daß man von dem kurzen Blutdruckabfall überhaupt nichts bemerkt. Das gelingt bei der orthostatischen Hypotonie nicht schnell genug, und es kommt beim plötzlichen Aufstehen oder nach längerem Stehen zu Schwindel, Übelkeit, Flimmern und Schwarzwerden vor den Augen oder sogar zu kurzen Ohnmachten infolge der Blutleere im Gehirn. Zugleich macht sich die verzögerte Gegenregulation des Sympathikusnerven auf den Blutdruckabfall durch Schweißausbruch, Herzjagen und Angstgefühle bemerkbar.

Schwindel, Übelkeit, Flimmern und Schwarzwerden vor den Augen

Bevorzugt bei jüngeren Frauen und großen Menschen

Die orthostatische Hypotonie tritt bevorzugt bei jüngeren Frauen und großen Menschen mit hagerem Körperbau auf, die körperlich untrainiert sind. Häufig betrifft sie auch Patienten mit Krampfadern, weil die krankhaft erweiterten Beinvenen viel Blut aufnehmen. Außerdem können Fehlregulationen des vegetativen Nervensystems bei nervösen Menschen, hormonelle Störungen, Infektionskrankheiten und länger erzwungene Inaktivität (zum Beispiel Bettruhe bei Krankheiten) eine Rolle spielen. Schließlich kommt es natürlich auch dann zu orthostatischen Fehlreaktionen, wenn der Blutdruck unabhängig vom Lagewechsel oder längerem Stehen schon relativ niedrig liegt und nur im Liegen ungefähr der Norm entspricht.

Faktoren, die eine Rolle spielen können

Schellong-Test

Zur genauen Diagnose der orthostatischen Fehlsteuerung wird vor allem der *Schellong-Test* (nach Dr. Friedrich Schellong, 1891–1953) eingesetzt. Er besteht aus dem EKG, der Kontrolle der Pulsfrequenz und des Blutdrucks in Ruhe, im Stehen (Orthostaseversuch) und bei Belastung durch Kniebeugen.

Oft genügt mehr Bewegung und Abhärtung

Die Ursachen der orthostatischen Hypotonie müssen durch fachmännische Untersuchung geklärt und bei Bedarf gezielt behandelt werden. Oft genügt mehr Bewegung und Abhärtung, um die Gefäßregulation allmählich so zu trainieren, daß sie wieder blitzschnell automatisch richtig funktioniert.

Symptomatische Hypotonie

Tritt als Folge einer anderen Krankheit auf

Die symptomatische oder sekundäre Hypotonie tritt als Folge einer anderen Krankheit auf, die Einfluß auf den Blutdruck und die Kreislaufregulation nimmt. Es handelt sich dabei also um keine eigenständige Blutdruckstörung, sondern um das Symptom Blutunterdruck, das zu einer anderen Erkrankung gehört.

Die Ursachen können relativ harmlos oder sehr ernst sein

Die Ursachen können relativ harmlos oder sehr ernst sein. Wir kommen später im Kapitel über die krankhaften Ursachen der Hypotonie ausführlich darauf zurück.

hier sollen nur die wichtigsten kurz angeschnitten werden.

Fehlfunktion des vegetativen Nervensystems

Oft muß an eine Fehlfunktion des vegetativen Nervensystems (vegetative oder neurozirkulatorische Dystonie) gedacht werden, die heute durch Streß, Hektik und Reizüberflutung des modernen Alltags immer häufiger vorkommt. Dabei ist das harmonische Zusammenspiel der beiden Gegenspieler Sympathikus und Parasympathikus im vegetativen Nervensystem aus dem Gleichtakt geraten. Als Folgen treten zahlreiche, nicht krankhafte Funktionsstörungen des Körpers auf, die auch die Blutdruckregulation betreffen können.

In der Genesungszeit

Recht oft kommt es in der Genesungszeit (vor allem nach ernsteren Infektionskrankheiten und Operationen) zum nicht krankhaften symptomatischen Blutunterdruck. Außerdem tritt er ohne Krankheitswert oder als Warnzeichen einer Komplikation vermehrt während der Schwangerschaft auf; die besonderen Risiken der Hypotonie in der Schwangerschaft werden wir später noch ausführlich behandeln.

Ursachen der symptomatischen Hypotonie

Zu den ernsteren Ursachen der symptomatischen Hypotonie gehören Herzschwäche, Herzinfarkt, anfallsweises Herzjagen, Herzentzündungen mit Verwachsungen des Herzbeutels und Verengung der Aortenklappe. Alle diese Krankheiten schwächen die Pumpkraft des Herzens erheblich, so daß der Blutdruck sinkt.

Unabhängig vom Herz-Gefäß-System kann es bei größeren Blutverlusten, Unterfunktion der Schilddrüse, Nebennieren oder des Vorderlappens der Hirnanhangdrüse, fieberhaften Infektionskrankheiten, Magenleiden und Stoffwechselstörungen zur Hypotonie kommen.

Bei symptomatischem Blutunterdruck nützt es natürlich nichts, nur blutdrucksteigernde Mittel einzunehmen.

Die Behandlung gegen verursachende Funktionsstörungen oder Krankheiten

Die Behandlung muß sich gegen die verursachenden Funktionsstörungen oder Krankheiten richten. Nach deren Heilung normalisiert sich dann im allgemeinen auch der Blutdruck von selbst wieder auf dem vorherigen Niveau. Lediglich zur ergänzenden Therapie können bei Bedarf vorübergehend Antihypotonika angezeigt sein, um die Beschwerden zu lindern. Das hängt stets von der Verordnung des Fachmanns ab.

Hauptursachen des niedrigen Blutdrucks

2 Gruppen

Die Ursachen der Hypotonie lassen sich in 2 große Gruppen einteilen, je nachdem, ob dahinter bloße Funktionsstörungen und Verhaltensfehler oder Krankheiten stehen. Das läßt sich nicht immer leicht ermitteln und erfordert immer gründliche Untersuchungen, damit man eine Krankheit nicht unnötig verschleppt. Auch wenn der Blutunterdruck keine stärkeren Beschwerden verursacht, darf man die fachmännische Diagnose nicht auf die lange Bank schieben, denn erst danach kann eine wirksame Behandlung eingeleitet werden.

Gründliche Untersuchungen

Als weitere mögliche Ursachen kommen Nebenwirkungen bestimmter Arzneimittel in Frage. Das ergibt sich aus den Beipackzetteln der betreffenden Medikamente.

Ursachen ohne Krankheitswert

Unter den nicht krankhaften Ursachen der Hypotonie sind neben Veranlagung und Fehlfunktionen des vegetativen Nervensystems vor allem noch Bewegungsmangel und seelische Einflüsse hervorzuheben. Letzteren kann im Einzelfall so große Bedeutung zukommen, daß man den niedrigen Blutdruck als psychosomatische Krankheit verstehen und entsprechend behandeln muß.

Psychosomatische Krankheit

Familiär-erbliche Anlagen

Die Hypotonie kommt nicht selten familiär gehäuft über mehrere Generationen hinweg vor. Das kann darauf hin-

Familiär gehäuft über mehrere Generationen hinweg

weisen, daß die Anlage zum niedrigen Blutdruck - aber nicht die Hypotonie selbst - vererbt wurde. Die Wahrscheinlichkeit dafür ist desto größer, je mehr Vorfahren an Blutunterdruck litten. Es spricht aber auch nicht gegen die Veranlagung, wenn man über mehrere Generationen hinweg keine Hypotonie oder sogar Bluthochdruck in einer Familie beobachtet, denn die Anlage muß sich nicht beim Träger des Erbmerkmals durchsetzen. Andererseits kann man allein aus der Tatsache, daß niedriger Blutdruck familiär gehäuft vorkommt, nicht völlig sicher auf Veranlagung dazu schließen. Ebenso können nämlich seelische Einflüsse, denen alle Betroffenen in einer Familie unterworfen waren, zum Blutunterdruck führen, ohne daß eine körperliche Veranlagung dazu besteht. Solche psychischen Faktoren halten sich vielfach ähnlich hartnäckig wie Erbanlagen über Generationen hinweg in einer Familie.

Seelische Einflüsse können zum Blutunterdruck führen

In der Praxis fällt es oft schwer, diese beiden Ursachen zuverlässig zu trennen. Meist muß man sich mit Vermutungen begnügen. Bei der biologischen Behandlung der Hypotonie bedeutet das aber keinen Nachteil, denn sie spricht im Sinne der Ganzheitsmedizin ohnehin stets Körper und Seelenleben gleichermaßen an.

Behandlung

Die Behandlung des anlagebedingten niedrigen Blutdrucks erweist sich meist als schwierig und langwierig. Es besteht ja keine Krankheit, deren Ursachen man beseitigen könnte, sondern eine konstitutionelle Abweichung (Variante) von der Norm, wie man sie auch in anderen Bereichen, zum Beispiel beim Körpergewicht, finden kann. Trotzdem müssen sich die Betroffenen nicht passiv einfach mit ihren Beschwerden abfinden. Zwar läßt sich die ungünstige Anlage selbst nicht ändern, aber man kann die Folgen auf natürliche Weise bessern oder beseitigen.

Viel Bewegung an der frischen Luft und Wasseranwendungen

Dazu bewährt sich insbesondere das Training der Gefäßregulation durch viel Bewegung an der frischen Luft und Wasseranwendungen gut. Wenn man damit frühzeitig beginnt und das Programm lebenslang konsequent beibehält, tritt oft überhaupt keine oder nur mäßige

Hypotonie auf. Aber auch wenn man erst damit anfängt, nachdem die Hypotonie diagnostiziert wurde, bestehen noch gute Aussichten auf deutliche und anhaltende Linderung der Beschwerden und Stabilisierung des Kreislaufs.

Vegetative Fehlfunktionen

Vegetatives Nervensystem

Das vegetative (autonome) Nervensystem gehört zu den großen Regel- und Steuersystemen des Körpers. Zusammen mit den Hormondrüsen, Elektrolyten und Stoffwechselfunktionen bestimmt es das „innere Milieu" im Organismus. Seine obersten Zentren befinden sich im Zwischenhirn und stehen mit der Hirnanhangdrüse in Verbindung, die das Hormondrüsensystem reguliert; dadurch wird eine feine Abstimmung der Funktionen dieser beiden Systeme gewährleistet.

Sympathikus- und Parasympathikusanteil

Unterteilt wird das vegetative Nervensystem in den Sympathikus- und Parasympathikusanteil. (Vereinfachend nennt man den Parasympathikus auch Vagus; richtig ist aber nur, daß ein Teil der parasympathischen Nervenfasern im Vagusnerven mitläuft.)

Wirkungsweise des Sympathikus...

Nach ihren Funktionen kann man die beiden Anteile des vegetativen Nervensystems als Gegenspieler bezeichnen. Der Sympathikus ist in seiner Wirkung vorwiegend auf Energieentladung, Kraftentfaltung und abbauende Stoffwechselprozesse ausgerichtet, schafft also die Voraussetzungen für Aktivität.

...und des Parasympathikus

Der Parasympathikus dagegen wirkt aufbauend, erholend und energiespeichernd, füllt also die Energiereserven wieder auf; er überwiegt in der Entspannung und im Schlaf.

Keiner der beiden Teile kann das vegetative Nervensystem allein beherrschen, stets müssen sie im richtigen Verhältnis zueinander stehen, um den wechselnden Anforderungen gerecht zu werden. Wenn dieses harmonische Zusammenspiel gestört wird, kommt es zum

Vegetative Dystonie

bunten Symptomenbild der *vegetativen Dystonie.* Sie führt unter anderem zu Kopfschmerzen, nervösen Schweißausbrüchen, Unruhe, Schlafstörungen, Schwindel,

Ohrensausen, Hitzewallungen, Herzenge und Magenbeschwerden. Betrifft die Tonusstörung im vegetativen Nervensystem vorwiegend das Herz-Gefäß-System, spricht man von der *neurozirkulatorischen Dystonie.*

Neurozirkulatorische Dystonie

Einfluß auf Blutdruck

Durch seinen Einfluß auf die Herzfunktionen und die Gefäßweite bestimmt das vegetative Nervensystem auch den Blutdruck mit. Der Sympathikus beschleunigt die Herzfrequenz und verengt die Gefäße, so daß der Blutdruck ansteigt, der Parasympathikus verlangsamt die Herztätigkeit und erweitert die Blutgefäße, der Druck sinkt dadurch.

Vagotonie

Ursachen der Dystonie

Bei Blutunterdruck ist der Spannungszustand (Tonus) im vegetativen Nervensystem oft zum Parasympathikus hin verschoben, ein Zustand, den man als *Vagotonie* bezeichnet. Dadurch wird die Herzfrequenz verlangsamt, und die Blutdruckamplitude ist zu klein. Die Ursachen dieser Dystonie sind vielfältig und nur durch gründliche Untersuchung abzuklären. Neben seelischen Störungen, deren Wurzeln bis in die früheste Kindheit zurückreichen können, kommen auch hoher, andauernder Streß bis zur Erschöpfung, ungelöste Lebenskonflikte und Probleme, hormonelle Störungen, Blutarmut und andere Mangelkrankheiten, beginnende ernstere körperliche und seelische Krankheiten oder Zustände in der Genesungszeit nach solchen Erkrankungen in Betracht, die gezielt behandelt werden müssen.

Bei der Mehrzahl der Patienten kommt den vegetativen Fehlsteuerungen kein Krankheitswert zu. Dennoch dürfen sie nicht vernachlässigt werden, denn im Lauf der Zeit kann sich aus den chronischen Fehlfunktionen eine organische Krankheit entwickeln.

Seelische Einflüsse

Die psychischen Ursachen lassen sich oft nicht eindeutig gegen vegetative Fehlfunktionen abgrenzen

Die psychischen Ursachen der Hypotonie lassen sich oft nicht eindeutig gegen vegetative Fehlfunktionen abgrenzen. Das vegetative Nervensystem arbeitet als eine Art Vermittler zwischen Körper und Seelenleben, so daß seelische Störungen seine Funktionen erheblich beeinträchtigen können. Man darf sich deshalb nie mit der Diagnose einer neurozirkulatorischen Dystonie begnügen (obwohl das für den Patienten und seinen Therapeuten der bequemste Weg ist), sondern sollte geduldig nach den möglichen psychischen Hintergründen forschen. Erst wenn sie wieder bewußt gemacht und verarbeitet wurden, kann sich der zu niedrige Blutdruck dauerhaft bessern und stabilisieren.

Nach den möglichen psychischen Hintergründen forschen

Häufige Beschwerden

Anhaltspunkte für die seelischen Einflüsse bei Hypotonie geben die wichtigsten Symptome Antriebsschwäche, chronische Müdigkeit, Einschränkung des Leistungsvermögens und Neigung zur Ohnmacht. Wenn man diese häufigen Beschwerden als verschlüsselte seelische Botschaften deutet, ergibt sich daraus das Persönlichkeitsprofil eines Menschen, der sich dem Leben kaum gewachsen fühlt, gleichsam ohnmächtig gegenüber den alltäglichen Konflikten, Problemen und Ansprüchen ist, schnell die Flinte ins Korn wirft, über wenig Standfestigkeit und Durchsetzungsvermögen verfügt und einen Teil der Verantwortung für sein Leben auf andere überträgt. Er lebt nicht aktiv, selbstbestimmt und eigenverantwortlich, sondern „läßt sich leben".

Vielfältige Ursachen

Die Ursachen dieser Grundeinstellung zum Leben sind vielfältig und in der persönlichen lebensgeschichtlichen Entwicklung verankert. Oft wurden die Patienten streng und entmutigend erzogen, so daß sie kein Selbstvertrauen in die eigenen Fähigkeiten entwickeln konnten. Aber auch das Gegenteil, eine zu fürsorglich-verwöhnende Erziehung, die alle Probleme aus dem Weg räumte, kann für mangelndes Selbstvertrauen und ungenügende Eigenverantwortung im späteren Leben sorgen.

Erziehungsfehler

Vielfach erfährt man von den Betroffenen auch, daß ein Elternteil oder beide Eltern zu Ängsten neigten und Konflikten aus dem Weg gingen, also ein negatives Vorbild boten, das von den Kindern übernommen und unkritisch beibehalten wurde.

Aus derartigen Erziehungsfehlern kann sich auch das familiär gehäufte Auftreten von Blutunterdruck erklären, ohne daß Erbanlagen eine Rolle spielen müssen. Selbst wenn ein Kind später als Erwachsener genau erkennt, was bei seiner Erziehung falsch gelaufen ist, bewahrt das oft nicht vor der unbewußten Wiederholung genau der gleichen Fehler, die sich so über Generationen hinweg fortsetzen können.

Verlust von Selbstvertrauen und Eigenverantwortung

Neben solchen Einflüssen während der Kindheit können auch Erfahrungen im späteren Leben, die allerdings oft mit der Erziehung in Beziehung stehen, zum Verlust von Selbstvertrauen und Eigenverantwortung führen. Zu denken ist beispielsweise an entmutigende Enttäuschungen und Versagenserlebnisse im privaten oder beruflichen Lebensbereich, die nicht richtig verarbeitet wurden und deshalb aus dem Unbewußten fortwirken. Das setzt die Fähigkeit, ein aktives Leben zu führen, teilweise erheblich herab und fördert die Passivität, die unter anderem zur Hypotonie führt.

Umgekehrt ist es natürlich auch möglich, daß zunächst der niedrige Blutdruck aus anderen Ursachen besteht, der dann erst zum mangelnden Selbstvertrauen und Gefühl der Ohnmacht gegenüber den Anforderungen des Alltags führt. Das verstärkt dann die bereits bestehende Hypotonie. Wahrscheinlich kommt das aber seltener vor.

Seelische Faktoren können bei niedrigem Blutdruck eine entscheidende Rolle spielen

Seelische Faktoren können also bei niedrigem Blutdruck eine entscheidende Rolle spielen. Ob sie allein in der Lage sind, die Hypotonie zu verursachen, läßt sich noch nicht sicher beantworten. Vermutlich kommen oft noch körperliche Ursachen hinzu, ehe die seelischen Einflüsse den Blutdruck stärker senken können. Für die Therapie ist das von untergeordneter Bedeutung, denn sie soll immer ganzheitlich körperlich und seelisch erfolgen.

Entspannung und Schlaf

Vorherrschen des Parasympathikus in der Entspannung

In der Entspannung übernimmt der Parasympathikus im vegetativen Nervensystem die Vorherrschaft. Durch Umschaltung verschiedener Körperfunktionen sorgt er für die Erholung der Organe, Bildung und Speicherung neuer Energie. Damit verbunden ist auch ein verlangsamter Herzschlag und die Erweiterung der Blutgefäße,

Blutdrucksenkung besonders ausgeprägt in tiefer Entspannung

so daß der Blutdruck sinkt. Besonders ausgeprägt tritt die Blutdrucksenkung in tiefer Entspannung, die man durch autogenes Training oder eine andere Entspannungstechnik erreicht, oder bei einem auch normalerweise schon niedrigen Blutdruck ein.

Vorbeugen vor hypotonen Beschwerden

Die Absenkung des Blutdrucks in der Entspannung ist ein normaler Vorgang, dem man nicht durch kreislaufanregende Mittel gegensteuern darf, die den Sympathikus anregen und dadurch die Entspannung behindern. Wer aber durch Erfahrung weiß, daß er nach der Entspannung zu hypotonen Beschwerden (vor allem orthostatischen Fehlregulationen) neigt, sollte dem vorbeugen. Dazu ist es besonders wichtig, nicht sofort aufzuspringen, sondern sich vorher ausgiebig zu strecken und zu räkeln und mehrmals hintereinander kräftig die Arme zu beugen und zu strecken, um den Blutdruck wieder auf Trab zu bringen. Ein Verzicht auf Entspannungsübungen ist bei Hypotonie nicht notwendig, wenn man die obigen Vorsichtsmaßnahmen beachtet. Gerade das regelmäßige Entspannungstraining kann durch Harmonisierung des vegetativen Nervensystems sogar zur allmählichen Verbesserung der niedrigen Blutdruckwerte beitragen und helfen, die möglichen seelischen Ursachen zu überwinden.

„Biologische Krisenzeit"

Auch im Schlaf überwiegt im vegetativen Nervensystem der Parasympathikus. Verstärkt wird der damit verbundene Blutdruckabfall noch durch das Liegen und durch den Biorhythmus, der den Blutdruck in der Nacht verringert. Das kann zur Blutleere im Gehirn führen, die bevorzugt in der „biologischen Krisenzeit" zwischen 2 und 5 Uhr den Schlaf stört. Besonders oft beobachtet man das bei Patienten, deren Blutdruck normalerweise schon zu niedrig liegt und/oder die unter Sklerose der Hirngefäße leiden.

Ob gegen solche nächtlichen Blutdruckstörungen am Abend vor dem Schlafengehen Antihypotonika mit Langzeitwirkung eingenommen werden sollen, bespricht man mit dem Therapeuten. Da sie den Sympathikus anregen, können sie unter Umständen den Schlaf behindern. Manchmal hilft auch eine Tasse Kaffee vor dem Zubettgehen gut, weil sie den Blutdruck anregt; das kann sogar das Einschlafen erleichtern. Im Grunde ist aber auch der nächtliche Blutdruckabfall im Schlaf normal und erfordert nur bei Beschwerden eine schonende Therapie.

Nächtlicher Blutdruckabfall im Schlaf ist normal

Morgens nach dem Aufwachen verhält man sich beim Aufstehen wie nach der Entspannung, um den plötzlichen Blutdruckabfall beim Lagewechsel zu vermeiden.

Bewegungsmangel – krankheitsbedingte Bettruhe

Körperliche Bewegung wirkt in zweifacher Weise auf den Blutdruck. Die Anstrengung erhöht die Herzfrequenz, das Herz pumpt also mehr Blut, das für die Arbeit der Muskeln erforderlich ist, durch den Körper. Hinzu kommt, daß die Bewegung als natürlicher Streß den Sympathikus anregt, was ebenfalls zur Blutdrucksteigerung führt.

Körperliche Aktivität ist gutes Training für Gefäße

Davon abgesehen bedeutet die körperliche Aktivität mit Mehrdurchblutung der Muskulatur ein gutes Training für die Gefäße, das ihre Elastizität erhält, und beugt auch der Erschlaffung der Beinvenen vor, in denen bei orthostatischer Hypotonie das Blut versacken kann.

Der heute verbreitete Mangel an Bewegung gehört zu den wichtigsten „hausgemachten" Ursachen der Hypotonie. Herz und Gefäße verlieren dadurch ihre Fähigkeit, sich rasch den wechselnden Bedürfnissen des Körpers anzupassen und jederzeit den notwendigen Blutdruck zu gewährleisten. Außerdem kann zu wenig Bewegung auch noch die seelische Passivität begünstigen, während man bei regelmäßigem Training das Selbstvertrauen erhöht und dem Gefühl der Ohnmacht entgegenwirkt.

Mehr Bewegung hilft, den Blutdruck dauerhaft zu stabiliseren

Mehr Bewegung, die regelmäßig durchgeführt werden muß, gilt deshalb als eines der wichtigsten natürlichen Mittel, um den Blutdruck dauerhaft zu stabilisieren. Übertreiben darf man damit jedoch nicht, sonst kann es zur Erschöpfung mit Blutdruckabfall kommen.

Es liegt aber nicht immer an mangelnder Einsicht und

Bereitschaft, wenn man sich zu wenig bewegt. Krankheiten und Operationen können für einige Zeit zur Bettruhe zwingen, die sich besonders stark auf den Blutdruck auswirken kann. Im Gegensatz zum Alltag, in dem man nie völlig inaktiv bleibt, entfällt bei krankheitsbedingter Bettruhe auch dieses Mindestmaß an Bewegung. Deshalb kann bei längerem Krankenlager schwere Kreislaufschwäche eintreten. Nach überstandener Erkrankung läßt sie sich durch konsequentes Bewegungstraining aber bald wieder beseitigen. Nach Möglichkeit sollten auch während der Krankheit wenigstens im Bett einige Übungen zur Blutdruckanregung absolviert werden, die kaum anstrengen. Das bespricht man aber unbedingt vorher mit dem Therapeuten, damit sich die Erkrankung dadurch nicht verschlimmert.

Bei längerer Krankheit kann schwere Kreislaufschwäche eintreten

Kaum eine Krankheit verbietet auf Dauer jede Form von Training, selbst bei chronischen Gelenkschäden kann und sollte man üben, damit der Rest an Beweglichkeit erhalten bleibt. Aber das hängt vom Einzelfall ab und kann nur fachmännisch beurteilt werden.

Normale Hypotonie trainierter Sportler

Im vorangegangenen Kapitel wurde auf die Bedeutung der körperlichen Bewegung für den Blutdruck hingewiesen. Dem scheint die Tatsache zu widersprechen, daß bei Menschen, die viel Sport treiben, und erst recht natürlich bei Leistungssportlern oft ein niedriger Blutdruck gemessen wird.

Leistungssportler haben oft niedrigen Blutdruck

Überzeugte Bewegungsmuffel sollten jetzt aber nicht zu früh frohlocken und sich bestätigt fühlen, denn diese Hypotonie des Sportlers hat nichts mit einer Krankheit zu tun und verursacht auch keine Beschwerden. Vielmehr erklärt sie sich aus der Anpassung des Herzmuskels an die höhere Beanspruchung. Das Leistungsherz des Sportlers kann sich um bis zu 50 % vergrößern und dementsprechend mehr leisten.

Das Leistungsherz des Sportlers kann sich um bis zu 50 % vergrößern

Ein Blutdruck, der dem untrainierter Menschen entspricht, ist dank der höheren Blutmenge, die das

Leistungsherz auswirft, überhaupt nicht notwendig. Auch bei Anstrengungen erhöhen sich die Herzfrequenz und der Blutdruck wegen der hohen Leistungsreserven des trainierten Herzens weniger als bei Untrainierten; es können sogar nur die Werte erreicht werden, die bei einem nicht trainierten Menschen bereits in Ruhe bestehen. Niedriger Blutdruck und auf 30 - 40 Schläge pro Minute verringerte Herzfrequenz bedeuten für das Herz-Gefäß-System des Sportlers optimale Schonung ohne Beschwerden. Allerdings darf ein Leistungssportler nie plötzlich mit dem Training aufhören (außer bei Krankheiten und Verletzungen natürlich), sonst drohen durch die plötzliche Entlastung erhebliche Symptome. Mit zunehmendem Alter wird das Training im allgemeinen langsam eingeschränkt, sollte aber wegen der Vorteile lebenslang vermindert fortgeführt werden.

Ein Leistungssportler darf nie plötzlich mit dem Training aufhören

Alkohol, Nikotin und andere Genußmittel

Genußmittel sind problematisch

Genußmittel sind bei Hypotonie in jeder Form problematisch, weil sie die Regulation des Blutdrucks empfindlich stören können. Grundsätzlich gilt also, daß die Betroffenen damit sehr maßvoll umgehen müssen, selbst wenn nach dem Genuß keine akuten Blutdruckstörungen auftreten. In irgendeiner Weise rächt sich dauernder Konsum oder Mißbrauch im Lauf der Zeit meist.

Alkohol ist unerwünscht

Alkohol kann in kleinen Mengen zwar allgemein anregend und aktivierend wirken, bei niedrigem Blutdruck ist er aber unerwünscht, weil sich die Hautblutgefäße nach Alkoholkonsum deutlich erweitern und viel Blut aufnehmen. Dem vorübergehenden Wohlgefühl kann also ein Blutdruckabfall mit erheblichen Beschwerden folgen.

Ausnahme: Sekt

Eine Ausnahme bildet lediglich der Sekt, dessen Kohlensäuregehalt Herz und Kreislauf anregt; er wird Hypotonikern deshalb oft schon morgens in kleiner Menge empfohlen. Wenn es dabei bleibt, bestehen dagegen keine Bedenken. Allerdings bekommt Sekt längst nicht allen Menschen mit niedrigem Blutdruck und ist nicht unbedingt erforderlich, um den Kreislauf anzuregen.

Alle anderen Alkoholika sollten nur aus besonderem Anlaß gelegentlich einmal mäßig konsumiert werden, wenn man nicht ganz darauf verzichten will.

Nikotin erhöht den Blutdruck

Das Gift *Nikotin,* das man beim Rauchen aufnimmt, wirkt zuerst erregend auf das vegetative Nervensystem und erhöht den Blutdruck; außerdem wird aus dem Hinterlappen der Hirnanhangdrüse vermehrt Vasopressin ausgeschüttet, das ebenfalls zur Blutdrucksteigerung führt.

Bei längerer Einwirkung fällt er ab

Wirkt das Nikotin längere Zeit ein, werden aber die Nervenknoten des sympathischen Anteils des vegetativen Nervensystems blockiert, und der Blutdruck fällt wieder ab.

Schon wegen dieser gegensätzlichen Wirkungen kommt Rauchen bei Hypotonie nicht in Frage, ganz abgesehen von den anderen Schäden, die Nikotin und die vielen anderen Giftstoffe im Tabakrauch anrichten können (zum Beispiel Arterienverkalkung und verminderte Durchblutung des Herzmuskels). Aus praktischer Erfahrung läßt sich sagen, daß man eine dauerhafte Stabilisierung des niedrigen Blutdrucks kaum erreicht, solange die Betroffenen sich das Rauchen nicht abgewöhnen. Andererseits

Nikotinverzicht ist Voraussetzung zur Stabilisierung des Blutdrucks

kann allein schon der Nikotinverzicht bei Hypotonie zur deutlichen Besserung der Beschwerden führen, die Arzneimittel teilweise überflüssig macht.

Koffein

Die Genußmittel Kaffee, Schwarztee und Colaprodukte enthalten *Koffein,* das anregend auf das zentrale Nervensystem wirkt. In höherer Dosis wird durch Koffein auch das Atem-und Kreislaufzentrum erregt. Am Herzen bewirkt Koffein in kleinen Mengen eine Erhöhung der Pumpkraft in der Systole mit verminderter Frequenz, während bei höherer Dosis die Herzfrequenz zunimmt. Schließlich erweitert Koffein die Gefäße des Herzens, der Nieren und der Haut, ohne daß es dadurch zur Blutdrucksenkung kommt.

Koffeinhaltige Getränke zur Stabiliserung der Kreislaufverhältnisse

Diese Wirkungen empfehlen koffeinhaltige Getränke grundsätzlich bei niedrigem Blutdruck zur Stabilisierung der Kreislaufverhältnisse. Vor allem am Morgen kann Koffein helfen, den Blutdruck wieder in Schwung zu bringen. Die verschiedenen Getränke eignen sich dazu aber unterschiedlich gut. Während das Koffein aus dem Kaffee rasch aufgenommen wird, seine Wirkung aber ebenso schnell wieder abflaut, wirkt das Koffein aus Tee langsamer, aber länger. Deshalb sollten Hypotoniker möglichst den Schwarztee bevorzugen, wenn sie als Alternative nicht den koffeinfreien, aber auch gut blutdrucksteigernden Rosmarintee verwenden. Colagetränke vermeidet man, da sie sich wegen ihrer Zusammensetzung nicht mit gesundheitsbewußter Lebensführung vereinbaren lassen.

Möglichst Schwarztee bevorzugen, Colagetränke vermeiden

Zu viel Koffein dürfen Hypotoniker nicht zuführen, sonst kann es zu dauernder Unruhe, Schlafstörungen, Konzentrationsschwäche und Herzbeschwerden kommen. Im allgemeinen soll die Tagesdosis 2 - 3 Tassen Kaffee oder Schwarztee nicht übersteigen. Werden die koffeinhaltigen Genußmittel schlecht vertragen, verzichtet man besser völlig darauf; denn sie sind nicht unbedingt zur Kreislaufanregung notwendig.

Nicht mehr als 2 - 3 Tassen pro Tag

Schließlich sind noch *Zucker und andere Süßigkeiten* als mögliche Ursachen einer vorübergehenden Hypotonie zu nennen. Die plötzliche hohe Zufuhr von Zucker führt zunächst zum steilen Anstieg des Blutzuckerspiegels, den die Bauchspeicheldrüse durch vermehrte Insulinproduktion ausgleichen muß. Dem kann nach einiger Zeit ein ebenso steiler Abfall des Blutzuckers folgen, der sich durch Müdigkeit, Unruhe, Blutdrucksenkung, Herzklopfen, Schweißausbruch und Übelkeit bemerkbar macht. Um solche Reaktionen zu vermeiden, dürfen zuckerhaltige Genußmittel allenfalls gelegentlich einmal aus besonderem Anlaß sehr mäßig verzehrt werden; sinngemäß gilt das auch für Getränke mit Zuckerzusatz.

Zucker und andere Süßigkeiten

Sparsam damit umgehen

Genesung nach Krankheiten und Operationen

Während der Genesung (Rekonvaleszenz) nach Krankheiten und Operationen besteht oft noch längere Zeit zu niedriger Blutdruck. Er kann sich allein aus dem Bewegungsmangel bei längerem Krankenlager erklären; teilweise steht er aber mit der Art und Schwere der über-

Niedriger Blutdruck durch Bewegungsmangel bei längerer Krankheit

standenen Erkrankung oder Operation in Zusammenhang. Vor allem Herz-Gefäß-Leiden, hochfieberhafte Infektionskrankheiten, Gehirnerschütterungen und chronische Erkrankungen hinterlassen nicht selten für geraume Zeit Störungen der Blutdruckregulation.

Die allmähliche Normalisierung und Stabilisierung des Blutdrucks ist ein recht zuverlässiges Zeichen für den fortschreitenden Genesungsprozeß. Beschleunigt wird er, wenn man so früh wie möglich mit einem der Leistungsfähigkeit angepaßten Bewegungsprogramm beginnt. Den richtigen Zeitpunkt dafür kann aber nur der Therapeut bestimmen. Wenn man sich zu früh zu viel zumutet, verzögert sich die Genesung, oder es kommt sogar zum Rückfall, der viel mehr Zeit zur Ausheilung erfordert.

Kann auch bei Unterernährung eintreten

Neben mangelnder Bewegung und Erschöpfung durch eine Krankheit kann Hypotonie in der Genesungszeit auch bei Unterernährung eintreten. Das ist insbesondere dann der Fall, wenn der Appetit während der Erkrankung längere Zeit deutlich vermindert war und/oder eine einseitige Diät eingehalten werden mußte. Nach der Rückkehr zur vollwertigen Normalkost wird die Unterernährung und der damit verbundene niedrige Blutdruck im allgemeinen bald wieder behoben.

Physikalische Maßnahmen

Zur physikalischen Behandlung gehören alle therapeutischen Maßnahmen, die mechanisch oder durch Temperaturreize wirken und dadurch unter anderem Reaktionen der Blutgefäße hervorrufen. Größtenteils gehören diese Heilverfahren zur Naturheilkunde, teilweise werden sie aber auch von der Schulmedizin angewendet. Im Vordergrund der physikalischen Therapie stehen die verschiedenen kalten und warmen Wasseranwendungen sowie die Massagen.

Anregung des niedrigen Blutdrucks durch kaltes Wasser

Während man durch kaltes Wasser eine gute Anregung des niedrigen Blutdrucks durch Reaktionen der Gefäße und des vegetativen Nervensystems erzielt, wirkt warmes

Wasser genau umgekehrt. Es kommt dadurch zur Erweiterung der Blutgefäße und allgemeiner Entspannung mit Überwiegen des Parasympathikus im vegetativen Nervensystem, der Blutdruck sinkt also. Bei kleineren Teilanwendungen an einzelnen Körperpartien spürt man davon meist nichts. Aber schon das warme Halbbad bis zum Nabel oder das Sitzbad bis in Höhe der Nieren und erst recht das Vollbad können den Blutdruck stark abfallen lassen. Unter Umständen kommt es sogar zur Ohnmacht, und die Betroffenen können im Badewasser ertrinken, wenn keine sofortige Hilfe zur Stelle ist.

Warme Bäder können den Blutdruck stark abfallen lassen

Ähnlich wie die warmen Bäder wirken auch größere warme Wickel und Auflagen auf den Blutdruck.

Alle Wasseranwendungen mit dem Therapeuten besprechen

Um derartige Zwischenfälle zu vermeiden, sollten Hypotoniker alle Wasseranwendungen mit ihrem Therapeuten besprechen. Er muß auch entscheiden, ob zur Körperreinigung ein warmes Voll- oder Teilbad erlaubt ist oder die weniger anstrengende Dusche bevorzugt werden soll. Jede Warmwasserbehandlung endet mit der kurzen Kaltwasseranwendung, damit sich der Blutdruck wieder normalisiert; das gilt auch dann, wenn man keine Beschwerden verspürte

Keine Einwendungen gegen Sauna

Am besten vertragen Hypotoniker meist lauwarme oder kalte Bäder und Duschen sowie die Wechselanwendungen, bei denen man mehrmals zwischen warmem und kaltem Wasser wechselt und immer kalt beendet. Auch gegen Saunabäder (die man aber nur bedingt zu den Wasseranwendungen zählen kann) bestehen im allgemeinen keine Einwände. Die Hitze erweitert zwar die Gefäße und läßt den Blutdruck sinken, aber das wird durch den Kältereiz der folgenden Abkühlungsphase wieder ausgeglichen. Wegen des guten Gefäßtrainings, das man beim Saunen durch den Wechsel zwischen warm und kalt erreicht, werden Saunabäder bei Hypotonie meist sogar ausdrücklich zur ergänzenden Behandlung empfohlen. Nur in Ausnahmefällen muß darauf verzichtet werden.

Warme Darmeinläufe können ein Risiko sein

Ein oft nicht bedachtes Risiko für Hypotoniker können warme Darmeinläufe darstellen. Der Temperaturreiz wirkt auf die Eingeweidenerven und kann zur Weitstellung der Bauchgefäße führen. Dann versackt viel Blut im Bauchraum, der Blutdruck fällt ab, und es droht sogar eine Ohnmacht. Wenn sich der Einlauf tatsächlich nicht vermeiden läßt, wird er möglichst mit körperwarmem oder kälterem Wasser durchgeführt, um Reaktionen des Blutdrucks zu vermeiden.

Massagebehandlung

Die Massagebehandlung, ein anderer Bestandteil der physikalischen Therapie, eignet sich einerseits gut, um die Durchblutung durch mechanische äußere Reize anzuregen. Andererseits kommt es dabei aber zur Entspannung der Muskulatur und Umschaltung im vegetativen Nervensystem auf den Parasympathikus, der Blutdruck kann also absinken. Gesunde, kreislaufstabile Menschen empfinden diese Reaktionen als angenehm, bei Hypotonikern dagegen führen sie oft zu Beschwerden. Sie sollten Massagen daher nur nach Verordnung durchführen lassen und bei Unverträglichkeit darauf verzichten.

Krankhafte Ursachen der Hypotonie

Allen bisher beschriebenen Ursachen des Blutunterdrucks kommt kein Krankheitswert zu. Vielmehr handelte es sich dabei um normale körperliche Reaktionen oder um Fehler des Verhaltens. Der symptomatischen Hypotonie liegen krankhafte Ursachen zugrunde, die nicht nur im Herz-Gefäß-System zu suchen sind. Die wichtigsten wollen wir nun ausführlich erklären.

Mangelernährung und Abzehrung

Ungenügende Ernährung schwächt den gesamten Organismus und stört viele seiner Funktionen, auch die Blutdruckregulation. Wenn sich dadurch das Körpergewicht auffällig verringert, fällt die Diagnose der Unterernährung leicht. Man muß aber nicht nur bei Abmagerung an Mangelzustände denken, sie können auch bei normalem oder erhöhtem Körpergewicht bestehen, wenn der Be-

Mangelzustände auch bei erhöhtem Körpergewicht

darf an einzelnen Nährstoffen und Vitalstoffen durch die falsch zusammengestellte Kost nicht gedeckt wird. Solche „paradoxen" Mangelkrankheiten kommen heute häufig vor, weil die übliche Zivilisationskost nicht mehr vollwertig ist.

Änderung der Mangelernährung normalisiert den Blutdruck bald wieder

Eine Änderung der Mangelernährung beseitigt den Zustand und normalisiert den Blutdruck bald wieder. Bei ausgeprägter Unterernährung muß anfangs der Therapeut bestimmen, welche Maßnahmen notwendig sind; bei Bedarf wird er auch Arzneimittel verordnen, die Mangelzustände rascher als die Vollwertkost ausgleichen.

Abzehrung

Von *Abzehrung* (Auszehrung, Kachexie) spricht man bei extremer Abmagerung. Sie tritt als Endzustand bei vielen schweren chronischen Krankheiten (zum Beispiel Tuberkulose, Krebs) auf, wenn die Patienten nichts mehr essen oder verdauen können oder viel Blut verlieren. Die starke allgemeine Schwächung der unterernährten Menschen läßt auch den Blutdruck sinken.

Behandlung der Auszehrung

Bei der Behandlung der Auszehrung, die stets durch den Fachmann - oft in der Klinik - erfolgen muß, steht natürlich nicht die Anhebung des Blutdrucks im Vordergrund. In erster Linie gilt es, die krankhaften Ursachen so gut wie möglich zu bessern, der Blutdruck stabilisiert sich dann von selbst wieder mit der Zunahme der Kräfte.

Magersucht

Extreme Abmagerung mit starken Blutdruckstörungen kann auch Zeichen der *Magersucht* (Anorexie) sein. Sie entsteht durch seelische Störungen, die nur psychotherapeutisch beseitigt werden können. Oft ist zunächst eine Klinikeinweisung erforderlich, damit die Betroffenen ständig überwacht und versorgt werden. Meist betrifft die Magersucht Mädchen in der Pubertät und junge Frauen.

Körperliche und seelisch-nervöse Erschöpfung

Der Zustand starker Ermüdung und Leistungsschwäche kann durch vorübergehende hohe Belastung oder durch langdauernde mäßigere Überforderung ohne Erholungspausen entstehen. Er zwingt zur ausreichend langen Erholung, sonst droht rasch der völlige Zusammenbruch.

Erschöpfung wird von verschiedenen körperlichen und seelisch-geistigen Beschwerden begleitet

Die Erschöpfung wird von verschiedenen körperlichen und seelisch-geistigen Beschwerden begleitet. Dazu gehören neben ausgeprägter Müdigkeit und deutlich verminderter Leistungsfähigkeit noch Funktionsstörungen innerer Organe, zum Beispiel Herzbeschwerden, niedriger Blutdruck und Verdauungsstörungen, im seelisch-geistigen Bereich Konzentrations- und Gedächtnisschwäche, verzögerte Reaktionsfähigkeit, nervöse Unruhe, Gereiztheit, Stimmungsschwankungen, Aggressivität, depressive Verstimmungen und Angstzustände.

Körperliche Erschöpfung kommt heute seltener vor, weil wir im Beruf und Privatleben körperlich wenig beansprucht werden. Dafür nimmt die seelisch-geistige Erschöpfung als Folge von beruflichem Leistungsdruck oder privaten Sorgen, Problemen und ungelösten Konflikten zu. Der niedrige Blutdruck als mögliches Symptom dieses Zustands bringt dann symbolisch das Gefühl der Ohnmacht zum Ausdruck, das die Betroffenen gegenüber den Anforderungen des täglichen Lebens verspüren. Ihr Unvermögen, diesen gerecht zu werden, steigert noch den Druck und beschleunigt die Erschöpfung.

Folge von beruflichem Leistungsdruck oder privaten Sorgen

Keine Antihypotonika einnehmen

Völlig verkehrt wäre es, bei niedrigem Blutdruck durch Erschöpfung Antihypotonika einzunehmen, die den Sympathikus anregen. Dadurch erzielt man nur vorübergehend eine aufputschende Wirkung, die letztlich die Erschöpfung weiter verschlimmert. Die einzige Möglichkeit, die Erschöpfung zu überwinden, besteht in ausreichend langer Erholung, die bei seelisch-geistigen Erschöpfungszuständen mit Entspannungstraining verbunden werden soll. Nachdem man wieder neue Kräfte gesammelt hat, müssen dann die überfordernden Konflikte und Probleme gelöst und zu hohe Belastungen abgebaut werden, sonst gerät man bald wieder in die Erschöpfung. Dadurch bessert sich auch die Hypotonie.

Ausreichend lange Erholung

Erschöpfungszustände verhindern

Verhindern lassen sich Erschöpfungszustände, indem man jede Überforderung vermeidet und durch regelmäßiges körperliches Training die Streßtoleranz erhöht. Das mäßige, aber konsequent durchgeführte Bewegungsprogramm verbessert sowohl die körperliche Ausdauer als auch die seelisch-geistige Belastbarkeit. Zusätzlich sollten regelmäßig Entspannungsübungen absolviert werden, die verbrauchte Kräfte schneller zurückbringen. Eine ausgewogene, vollwertige Ernährung sorgt dafür, daß der Organismus alle Nähr- und Vitalstoffe erhält, die er für seine Funktionen und hohe Leistungsfähigkeit benötigt.

Blutverluste - Blutarmut

Starke Blutverluste entstehen vor allem bei größeren Verletzungen. Dadurch nimmt die zirkulierende Blutmenge ab, die Blutgefäße werden nicht mehr ausreichend gefüllt, und der Blutdruck sinkt. Schlimmstenfalls kommt es zum akut lebensbedrohlichen Kreislaufschock (siehe dort), wobei der Blutdruck völlig zusammenbricht.

Starke Durchfälle oder Erbrechen

Ein ähnlicher Zustand entwickelt sich, wenn der Organismus viel Flüssigkeit verliert, insbesondere bei starken Durchfällen oder Erbrechen über längere Zeit. Der Wasserentzug vermindert ebenfalls die Blutmenge und läßt den Blutdruck abfallen.

Blutarmut

Auch bei *Blutarmut* (Anämie) kann es zur Hypotonie kommen. Dabei fehlen rote Blutkörperchen, oder sie sind zwar ausreichend vorhanden, enthalten aber zu wenig Blutfarbstoff. Man unterscheidet Blutarmut durch akute oder chronische Blutverluste, verlangsamten Blutaufbau (zum Beispiel bei Eisenmangel) oder beschleunigten Abbau des Bluts bei Leber- und Milzleiden. Frauen leiden häufiger als Männer an Anämie, weil sie im gebärfähigen Alter mit der Menstruation regelmäßig Blut verlieren. Oft kommt aber noch falsche Ernährung hinzu, die zu wenig Eisen zuführt.

Warnzeichen der Blutarmut

Als Warnzeichen der Blutarmut treten neben Blutunterdruck noch chronische Müdigkeit, Blässe, Kopfschmerzen, Schwindel, Ohrensausen, Herzklopfen, Schluckbeschwerden, spröde Haut und brüchige Nägel auf. Die genaue Diagnose kann aber nur durch Untersuchung des Bluts gestellt werden.

Perniziöse Anämie

Besonders häufig kommt es bei der *perniziösen Anämie* zur Hypotonie. Diese besonders schwere Form der Blutarmut, die früher immer tödlich endete, entsteht beim Fehlen von Magensäure und eines bestimmten Faktors, den die Magenschleimhaut absondert. Deshalb kann das lebenswichtige Vitamin B_{12}, das an der Blutbildung beteiligt ist, trotz ausreichender Zufuhr mit der Nahrung nicht aufgenommen und verwertet werden. Als Folge nimmt die Zahl der roten Blutkörperchen stark ab, sie verändern ihre Form und vergrößern sich, enthalten aber im Gegensatz zur üblichen Anämie nicht zu wenig, sondern mehr roten Blutfarbstoff.

Zur Behandlung der perniziösen Anämie wird regelmäßig Vitamin B_{12} injiziert. Dadurch hat die Erkrankung viel an Schrecken verloren und endet nicht mehr zwangsläufig tödlich.

Herz- und Gefäßkrankheiten

Wegen der Bedeutung des Herzmuskels für den Blutdruck können verschiedene Herzleiden zur Hypotonie führen. Dabei handelt es sich im allgemeinen um ernstere Krankheiten, denn leichte Schäden gleicht das Herz oft lange Zeit aus. Da sie nur durch gründliche Untersuchung diagnostiziert werden können, erübrigt es sich, an dieser Stelle ausführlich darauf einzugehen. Folgende Erkrankungen, die zur nachlassenden Herzkraft mit Hypotonie führen, seien aber kurz genannt:

Erkrankungen, die zur nachlassenden Herzkraft mit Hypotonie führen

- Krankhafte Veränderungen der Herzmuskulatur, die chronisch verlaufen und zur dauernden Herzschwäche führen.
- Untergang eines umschriebenen, unterschiedlich großen Bezirks des Herzmuskelgewebes, der vor allem nach einem Infarkt eintritt.
- Flüssigkeitserguß in den Herzbeutel bei entzündlichen Herzkrankheiten, der die Herzfunktionen erheblich behindert.

- Verengung der Herzklappenöffnung zwischen dem linken Vorhof und der linken Herzkammer mit vermindertem Auswurf von Blut in den Körperkreislauf.

Erkrankungen der Blutgefäße

Auch bei Erkrankungen der Blutgefäße kann Hypotonie auftreten. Hier ist besonders die krankhafte Verengung und Verhärtung der Körperhauptschlagader (Aorta) zu nennen. Sie führt dazu, daß weniger Blut in den Körper gelangt und vor allem der diastolische Blutdruck absinkt.
In den Beinen können die zu Krampfadern erweiterten Venen beim Aufstehen und längeren Stehen sehr viel Blut aufnehmen, das sich darin staut und im übrigen Kreislauf fehlt.
Auf weitere Gefäßkrankheiten, die den Blutdruck verringern können, muß an dieser Stelle nicht mehr eingegangen werden. Ihre Diagnose und Therapie bleibt stets dem Fachmann vorbehalten.

Stoffwechsel- und Verdauungsstörungen

Bei den Genußmitteln (siehe dort) wiesen wir bereits darauf hin, daß es durch Störungen des Blutzuckers zur Hypotonie kommen kann. Das gilt natürlich nicht nur nach dem Genuß von Zucker und anderen Süßigkeiten, sondern auch bei Erkrankungen der Bauchspeicheldrüse, die den Blutzuckerspiegel reguliert.

Jugendliche Diabetiker neigen oft zu niedrigem Blutdruck

Insbesondere jugendliche Zuckerkranke neigen oft zu niedrigem Blutdruck. Da sie in der Regel Insulin spritzen müssen, besteht bei ihnen auch das erhöhte Risiko der Hypoglykämie (Blutzuckermangel), wenn die Insulininjektionen nicht korrekt durchgeführt werden. Schlimmstenfalls geraten sie dann in ein Blutzuckermangelkoma.

Ältere Diabetiker

Aber auch ältere Diabetiker leiden nicht selten unter niedrigem Blutdruck. Da sich bei ihnen als Komplikation der Zuckerkrankheit aber im Lauf der Zeit oft Arterienschäden eingestellt haben, kommt Bluthochdruck bei ihnen häufiger vor.

Rezeptfreie Antihypotonika dürfen Zuckerkranke niemals in eigener Verantwortung einnehmen

Bei gut eingestellten, stabilen Blutzuckerwerten kann sich der niedrige Blutdruck des Diabetikers wieder normalisieren. Rezeptfreie Antihypotonika dürfen Zuckerkranke niemals in eigener Verantwortung einnehmen, die Sympathikusanregung könnte den Stoffwechsel aus dem Gleichgewicht bringen.

Krankheiten der Verdauungsorgane können reflektorisch zur Blutdrucksenkung führen

Krankheiten der Verdauungsorgane können reflektorisch (= unwillkürlich, durch einen Reflex bedingt) zur Blutdrucksenkung führen. Dabei erweitern sich die Eingeweidegefäße stark und nehmen viel Blut auf, das im übrigen Kreislauf fehlt. Zu dieser Reaktion kommt es vor allem bei Entzündungen und Geschwüren der Magenschleimhaut, Dickdarmentzündungen und Darmkoliken.

Schlag auf den Solarplexus

Unabhängig von einer Erkrankung der Verdauungsorgane tritt die reflektorische Hypotonie beim Schlag auf den Solarplexus (Sonnengeflecht) auf. Dieses größte Nervengeflecht des vegetativen Nervensystems befindet sich im Oberbauch und versorgt die Blutgefäße der Bauch-und Unterleibsorgane. Alle diese Arterien erweitern sich nach der Gewalteinwirkung so stark, daß ein großer Teil des Bluts aus dem Körper darin versackt. Vorübergehend tritt im Gehirn Blutleere ein, und das Bewußtsein geht verloren. Besonders oft kommt es dazu bei Boxkämpfen, aber auch bei Unfällen.

Hormonelle und Nerven-Hirn-Störungen

Störungen der Hirnanhangdrüse, Schilddrüse und Nebennierenrinde

Neben der Zuckerkrankheit, die durch ungenügende Funktion der Bauchspeicheldrüse entsteht, können vor allem noch Störungen der Hirnanhangdrüse, Schilddrüse und Nebennierenrinde zum niedrigen Blutdruck führen. Auch hier erübrigt es sich wieder, die verschiedenen Krankheitsbilder genauer zu beschreiben, die nur der Fachmann diagnostizieren kann. Folgende hormonelle Störungen verursachen Hypotonie:

Simmonds-Kachexie

- Unterfunktion des Vorderlappens der Hirnanhangdrüse (Simmonds-Kachexie) durch Zerstörung oder Verdrängung des Drüsengewebes oder Abtrennung von den übergeordneten Zentren im Hypothalamus; unter anderem kommt es dadurch zu schweren Kreislauf-und Stoffwechselstörungen, Abwehrschwäche, Abmagerung, chronischer Müdigkeit und Neigung zum Schüttelfrost.

Unterfunktion oder Ausfall der Schilddrüse

- Unterfunktion oder Ausfall der Schilddrüse mit Bildung von schleimhaltigen Bindegewebswucherungen (Myxödeme), wobei der diastolische Blutdruck relativ hoch bleibt, die Blutdruckamplitude also kleiner wird.

Ungenügende Leistung der Nebennierenrinde

- Ungenügende Leistung der Nebennierenrinde mit verminderter oder fehlender Produktion der lebenswichtigen Hormone dieser Drüsen; dadurch kommt es zur Addison-Krankheit mit Hypotonie, Blutarmut, niedrigem Blutzuckerspiegel, Nervenstörungen, Braunfärbung der Haut mit hellen Flecken (daher auch als Bronzekrankheit bezeichnet) und allgemeiner Schwäche, die früher zum Tod führte.

Außerdem kann auch eine Unterfunktion mehrerer Drüsen gleichzeitig den Blutdruck deutlich senken.

Die häufigste Störung des Nervensystems, die Hypotonie verursacht, ist die vegetative (neurozirkulatorische) Dystonie, die weiter vorne bereits ausführlich vorgestellt wurde. Ferner können verschiedene Nervenkrankheiten und die operative Entfernung eines Teils des Sympathikusnerven den Blutdruck senken.

Vom Gehirn ausgehender Blutunterdruck

Vom Gehirn ausgehender Blutunterdruck tritt vor allem nach einer Gehirnerschütterung auf. Er kann auch nach leichter Verletzung noch lange bestehen bleiben, insbesondere, wenn man nicht lange genug Bettruhe einhält, und wird oft von Schwindelanfällen begleitet. Ferner muß im Einzelfall an Erkrankungen des Zwischenhirns oder Rückenmarksschwindsucht (Tabes, eine Spätfolge nach einer Syphilisinfektion) gedacht werden. Die genauen Ursachen erkennt man oft erst nach umfangreichen neurologischen Untersuchungen.

Infektionskrankheiten und Vergiftungen

Infektionen können das Herz-Kreislauf-System stark belasten, insbesondere, wenn sie mit hohem Fieber einhergehen. Dabei sinkt nicht selten auch der Blutdruck. Die Hypotonie dauert nach der Heilung der Krankheit oft

Grippe

noch längere Zeit. Das ist vor allem für Grippe typisch, die man im Gegensatz zur banalen Erkältung immer als ernste Krankheit ansehen muß. Besonders schwerwiegend wirkt es sich auf das Herz und die Kreislaufregulation aus, wenn bei fieberhaften Infektionskrankheiten nicht lange genug Bettruhe eingehalten wird.

Andere Infektionen

Blutvergiftung

Zu den Infektionen, die häufig zur Hypotonie führen, gehören neben Grippe noch schwere Allgemeininfektionen (Sepsis, umgangssprachlich als *Blutvergiftung* bezeichnet), Entzündungen der Atemwege, Tuberkulose, Diphtherie, Gelbsucht, Typhus und die Trichinenkrankheit. Sie verlaufen alle so schwer, daß stets der Fachmann zugezogen werden muß.

Gifte, die den Blutdruck abfallen lassen können

Auf Gifte, die den Blutdruck abfallen lassen können, muß nicht näher eingegangen werden, es gibt zu viele davon. Neben den Giftstoffen, die man einnimmt oder einatmet, ist auch an Gifte zu denken, die im Stoffwechsel entstehen oder von Bakterien in die Blutbahn abgegeben werden. Im weiteren Sinn gehören auch Arzneimittel dazu, auf die wir später gesondert zu sprechen kommen.

Der Blutdruckabfall bei Vergiftungen, der bis zum Kreislaufschock führen kann, kommt auf unterschiedliche Weise zustande. Manche Gifte stören die Herzfunktionen, andere lähmen das Kreislaufzentrum oder blockieren die Gefäßregulation. Zur Behandlung muß der Arzt die entsprechenden Gegenmittel verabreichen.

Allergische Reaktionen

Heuschnupfen und Überempfindlichkeit gegen Lebensmittel

Allergische Krankheiten sind heute auf dem Vormarsch, vor allem der Heuschnupfen und Überempfindlichkeit gegen Lebensmittel. Eine genaue Erklärung für die deutliche Zunahme dieser Erkrankungen in der letzten Zeit gibt es noch nicht. Vermutlich stehen sie auch mit der wachsenden Belastung durch Umweltschadstoffe in Zusammenhang. Sie überfordern das Immunsystem chronisch, so daß es schließlich auf alle möglichen Einflüsse überempfindlich reagiert.

Überschießende Reaktionen des körpereigenen Abwehrsystems

Vereinfacht gesagt handelt es sich bei allergischen Krankheiten um überschießende Reaktionen des körpereigenen Abwehrsystems auf Substanzen, die Nicht-Allergiker ohne Reaktion vertragen, zum Beispiel Blütenpollen oder Hausstaub. Dagegen produziert das Immunsystem des Allergikers massenhaft Abwehrstoffe, die überhaupt nicht erforderlich wären.

Aber nicht diese Antikörper rufen die zahlreichen allergischen Symptome hervor, sondern die körpereigenen Reizstoffe, die bei der allergischen Reaktion aus den Zellen der Haut und Schleimhaut freigesetzt werden. Der wichtigste dieser Reizstoffe, das Gewebshormon *Histamin,* wirkt auch auf den Blutdruck. Unter seinem Einfluß erweitern sich die Blutgefäße, und der Blutdruck fällt ab. Schlimmstenfalls kommt es zum lebensgefährlichen Kreislaufschock (siehe dort).

Gewebshormon Histamin

Allergische Krankheiten lassen sich oft schwer behandeln. Manchen Stoffen kann man einfach aus dem Weg gehen, andere sind allgegenwärtig (zum Beispiel Blütenpollen, Hausstaub) und nie zu vermeiden. Der Therapeut kann eine Desensibilisierung versuchen, die allmählich zur Gewöhnung an die allergieauslösenden Substanzen führt, aber sie gelingt nur bei einem Teil der Betroffenen. Dann bleibt oft nur die Unterdrückung der Symptome, zu der bei Bedarf auch die Erhöhung und Stabilisierung des Blutdrucks gehört. Eine umfassende biologische Behandlung mit Naturheilmitteln bietet im Vergleich zu chemischen Arzneimitteln bei Allergien die besseren Heilungschancen.

Behandlung allergischer Krankheiten

Hypotonie als Nebenwirkung von Arzneimitteln

Bei verschiedenen Arzneimitteln kann als unerwünschte Begleiterscheinung eine Senkung des Blutdrucks eintreten. Diese Gefahr besteht dann vermehrt, wenn der Blutdruck normalerweise schon niedrig liegt. Der Beipackzettel in der Arzneimittelpackung gibt darüber Auskunft, in Zweifelsfällen befragt man den Therapeuten oder Apotheker.

Beipackzettel lesen

Es ist unmöglich, hier alle Medikamente aufzuführen bei denen es zum Blutdruckabfall kommen kann. Wir beschränken uns auf einige der wichtigsten Beispiele.

Blutdrucksenkende Arzneimittel

- *Blutdrucksenkende Arzneimittel,* die zur Behandlung von Bluthochdruck bestimmt sind, können bei normalem oder niedrigem Blutdruck zu einer starken Senkung führen; deshalb dürfen sie nur dann eingenommen werden, wenn Bluthochdruck mit Sicherheit nachgewiesen ist. Zu dieser Arzneimittelgruppe gehören vor allem Rauwolfia, harntreibende Mittel, Betablocker und Kalziumantagonisten.

Gefäßerweiternde Medikamente

- *Gefäßerweiternde Medikamente,* die zur besseren Durchblutung eingesetzt werden, lassen den Blutdruck wegen der Erweiterung der Arterien zum Teil deutlich abfallen, was ihre erwünschte Wirkung natürlich beeinträchtigt. Dazu zählen Nitroglyzerinpräparate, Theophyllin, Sympathikolytika, Prostaglandine und die oben schon genannten Kalziumantagonisten, bei Frauen in den Wechseljahren außerdem Eierstockhormone, die gegen klimakterische Beschwerden verordnet werden.

Psychopharmaka

- *Psychopharmaka* mit beruhigender, antidepressiver oder schlafförderndter Wirkung können dazu führen, daß im vegetativen Nervensystem der Parasympathikus stärker überwiegt; dann fällt der Blutdruck unerwünscht stark ab, und es tritt ausgeprägte Müdigkeit auf. Bei ernsteren seelisch-nervösen Störungen wird man diese Nebenwirkungen für einige Zeit in Kauf nehmen müssen, aber zu lange dürfen Psychopharmaka grundsätzlich (auch wegen der Suchtgefahr) nicht verabreicht werden.

Injektion örtlicher Betäubungsmittel

- *Injektion örtlicher Betäubungsmittel* (Lokalanästhetika), die zum Beispiel zur Schmerzlinderung angezeigt sind, führt schlimmstenfalls sogar zum lebensbedrohlichen Kreislaufversagen. Da solche Injektionen in der Regel aber vom Therapeuten vorgenommen werden, ist beim Blutdruckabfall sofort Hilfe möglich. Besonders oft erlebt man diese Reaktion nach Einspritzung von Procain.

Neben der unmittelbar blutdrucksenkenden Wirkung verschiedener Medikamente darf man nicht vergessen, daß sie auch zu allergischen Reaktionen mit Blutdruckabfall führen können.

Behandlung der Nebenwirkungen bleibt dem Fachmann vorbehalten

Die Behandlung der Nebenwirkungen auf den Blutdruck bleibt dem Fachmann vorbehalten, der das Arzneimittel verordnet hat. Er muß auch entscheiden, ob es trotzdem weiter verwendet oder durch ein besser verträgliches ersetzt werden soll. Eigenmächtig darf man wichtige Medikamente nie absetzen, das könnte zu schwerwiegenden Folgen führen.

Leben auf Sparflamme – die Symptomatik der Hypotonie

Die Beschwerden sind selten bedrohlich

Die Beschwerden, die bei niedrigem Blutdruck auftreten, sind selten bedrohlich. Viele der Betroffenen empfinden sie eher als lästig und lernen, damit zu leben, während andere erheblich darunter leiden. Besonders belastet die meisten das Gefühl, wegen der Hypotonie ein Leben auf Sparflamme führen und auf viel verzichten zu müssen, was dem Dasein Sinn und Würze verleiht. Das allein ist schon Grund genug, die Hypotonie schonend, aber konsequent zu behandeln.

Allgemeine Störungen des Befindens

Typisches Merkmal der Hypotonie

Unklare Störungen des Allgemeinbefindens, bei denen man sich zwar nicht krank, aber auch nicht mehr richtig fit und gesund fühlt, sind ein typisches Merkmal der Hypotonie. Dadurch wird nicht allein die Lebensfreude beeinträchtigt, sondern auch das Leistungsvermögen eingeschränkt.

Unlust und Abgespanntheit

Sauerstoffversorgung nicht gewährleistet

Der Körper benötigt für seine Funktionen ausreichend Sauerstoff und Nährstoffe, die den Zellen mit dem Blut zugeführt werden. Bei niedrigem Blutdruck ist eine ausreichende Versorgung damit nicht mehr gewährleistet. Deshalb fühlen sich die Patienten oft chronisch abgespannt, müde und schwach, selbst wenn sie sich ausreichend erholen und lange schlafen.

Seelische Einflüsse verstärken die Abgespanntheit

Dieses Gefühl der dauernden Abgespanntheit kann durch seelische Einflüsse, die bei Hypotonie oft eine Rolle spielen, noch verstärkt werden. Wenn man sich den Ansprüchen des Alltags nicht mehr gewachsen fühlt, wird man natürlich schon durch ganz normale Aufgaben überfordert und spürt rasch eine Müdigkeit und Schwäche, die der Belastung nicht angemessen ist.

Gefühl der allgemeinen Unlust

Oft kommt zur Abgespanntheit noch das Gefühl der allgemeinen Unlust dazu. Man kann sich für nichts mehr richtig begeistern, zu nichts aufraffen und tut nur noch das, was unbedingt notwendig ist. Selbst Aktivitäten, die Spaß machen könnten, werden lustlos erledigt. Das Gefühl der Schwäche und Ohnmacht kann so ausgeprägt auftreten, daß man sich weitgehend vom Leben zurückzieht. Dann stellt sich meist der (berechtigte) Eindruck ein, das Leben gehe an einem vorüber; man wird chronisch unzufrieden, frustriert, oft auch depressiv, bringt aber nicht mehr die Kraft auf, aus dieser Monotonie auszubrechen.

Ausdruck einer seelischen Störung

Die allgemeine Unlust muß aber nicht unbedingt als Folge der Hypotonie auftreten, sie kann auch Ausdruck einer seelischen Störung sein, die mit zum niedrigen Blutdruck beiträgt. Die allgemeine Inaktivität verschlimmert die Hypotonie, das führt wiederum zur verstärkten Unlust – ein Teufelskreis kommt in Gang, der nur schwer unterbrochen werden kann.

Vermehrtes Schlafbedürfnis – Schlafstörungen

Die ungenügende Blutversorgung des Körpers, insbesondere des Gehirns, das auf Blutmangel sehr empfindlich reagiert, kann zum erhöhten Schlafbedürfnis oder zu Schlafstörungen führen; nicht selten tritt beides zusammen auf. Der folgende Fall aus meiner Praxis mag veranschaulichen, wie schwerwiegend sich das auf die Lebensführung auswirken kann.

Fall 2:

„Wenn ich von der Arbeit nach Hause komme," klagte Matthias A. bei der ersten Konsultation, „fühle ich mich oft wie erschlagen. Während andere den Feierabend genießen, hocke ich nur daheim vor der Glotze und schlafe dabei meist ein. Spätestens gegen 21 Uhr kann ich mich nicht mehr wachhalten und muß zu Bett gehen. Das Einschlafen gelingt leicht, aber der Schlaf bleibt nur einige Stunden ungestört. Meist schrecke ich zwischen 2 und 3 Uhr morgens auf, oft nach Alpträumen, die immer etwas mit Fallen zu tun haben, und finde dann nur schwer wieder in den Schlaf. Er bleibt bis zum Aufstehen um 6.30 Uhr unruhig und oberflächlich."

Schlafmangel

So wie Herrn A. ergeht es vielen Hypotonikern. Nach der Anstrengung des Tages, der sie sich wegen des niedrigen Blutdrucks kaum gewachsen fühlen, sind sie nach Feierabend ausgepumpt und unfähig für Freizeitaktivitäten, gehen früh zu Bett, können aber nicht durchschlafen, weil der Blutdruck in der „biologischen Krisenzeit" zwischen 2 und 5 Uhr so tief abfällt, daß es im Gehirn zur

Blutleere im Gehirn

Blutleere kommt. Obwohl sie ausreichend lang im Bett liegen, können sie sich nicht gut erholen und stehen schon schlapp und müde auf. Selbst wenn der Schlaf in der Nacht nicht unterbrochen wird, bleibt er oft oberflächlich und wenig erholsam. Sogar Alpträume, von denen auch Herr A. berichtete, können durch die Blutleere im Gehirn ausgelöst werden.

Arzneimittel sind problematisch

Arzneimittel zur Vermeidung dieser Folgen sind problematisch. Nimmt man vor dem Schlafengehen blutdrucksteigernde Medikamente ein, kann wegen der Anregung des Sympathikusnerven der Schlaf erst recht behindert werden. Aber auch Schlafmittel sind kaum angezeigt, weil sie den Blutdruck weiter senken können. Das führt unter Umständen zu der paradoxen Situation, daß die

Naturheilmittel helfen

Schlafmittel den Schlaf stören oder sogar Erregungszustände verursachen. Hier können nur Naturheilmittel helfen, die gut aufeinander abgestimmt den Blutdruck stabilisieren und den Schlaf fördern. Auch körperliche Bewegung, die man wegen der damit verbundenen Sympathikusanregung nicht erst vor dem Schlafengehen, sondern am besten am späten Nachmittag durchführt, verbessert im Lauf der Zeit den Blutdruck und den Schlaf.

Müdigkeit am Morgen

„Morgenmuffel"

Menschen mit niedrigem Blutdruck gehören oft zu den „Morgenmuffeln", die vor der ersten Tasse Kaffee kaum ansprechbar sind. Auch wenn sie ungestört und ausreichend lang geschlafen haben, fühlen sich viele beim Aufstehen noch müde, benommen und schlecht gelaunt.

Erklärung der Morgenmüdigkeit

Die Morgenmüdigkeit erklärt sich zunächst daraus, daß der Blutdruck nach der langen Nachtruhe zu langsam erhöht wird; unmittelbar nach dem Aufstehen kann das Blut sogar vorübergehend in den Beinen versacken (siehe orthostatische Hypotonie). Es dauert einige Zeit, bis sich der Druck in den Arterien stabilisiert hat und das Gehirn genügend Blut erhält. Aber auch dann läuft der Hypotoniker noch lange nicht auf vollen Touren; oft dauert es bis in den späten Vormittag hinein, ehe er einigermaßen wach und leistungsfähig wird.

Durchschlafstörungen verschlimmern die Morgenmüdigkeit

Durchschlafstörungen verschlimmern natürlich die Morgenmüdigkeit. Da es bei vielen Hypotonikern einige Zeit dauert, ehe sie nach dem nächtlichen Erwachen wieder in den Schlaf finden, reißt sie der Wecker möglicherweise gerade aus einer Tiefschlafphase mit besonders niedrigem Blutdruck. Wenn sie dann sofort hochspringen, sackt das Blut mit Sicherheit in die Beine, und es wird ihnen dann schwarz vor Augen.

Gleitende Arbeitszeit ausnutzen

Berufliche und andere Zwänge erlauben es meist nicht, daß Hypotoniker morgens erst dann aufstehen, wenn sie völlig ausgeschlafen sind und ihr Blutdruck sich stabilisiert hat. Auch die gleitende Arbeitszeit, die man bei niedrigem Blutdruck ausnutzen sollte, ermöglicht nur bedingt eine Anpassung an den individuellen Rhythmus der Betroffenen.

Dennoch läßt sich die Morgenmüdigkeit vertreiben und der Blutdruck vor dem Aufstehen schon aktivieren. Dazu braucht man aber etwas Zeit, darf den Wecker also nicht so einstellen, daß man den Tag gehetzt beginnen muß.

Gymnastik vertreibt Morgenmüdigkeit

Einige gymnastische Übungen im Bett, die man im Liegen und danach im Sitzen durchführt, langsames Aufstehen, danach nochmals Gymnastik im Stehen und die kalte oder Wechseldusche sorgen für die notwendige Anregung. Die wenigen Minuten, die man dafür benötigt, lohnen sich, denn man fängt den Tag beschwingter an. Erfahrungsgemäß fällt es Hypotonikern aber besonders schwer, sich zu diesem Programm aufzuraffen. Sobald die anfänglichen Widerstände überwunden sind, wird das aber zur guten Gewohnheit, die man nicht mehr missen möchte.

Antriebsschwäche – depressive Verstimmungen

Das Gefühl der Ohnmacht gegenüber den Ansprüchen des Alltags und die Erfahrung, daß man wegen des niedrigen Blutdrucks über weniger Energie und Elan verfügt, können den inneren Antrieb deutlich vermindern. Deshalb neigen Hypotoniker teilweise dazu, alles vor sich herzuschieben, anstatt zu handeln. Das entlastet vorübergehend, im Lauf der Zeit wird der Berg aufgeschobener Probleme, Konflikte und unerledigter Aufgaben aber immer höher. Man erstickt schier darunter und kann nicht mehr darüber hinwegsehen. Nun nimmt das Ohnmachtsgefühl noch mehr zu.

Aufgeschobene Probleme, Konflikte und unerledigte Aufgaben

Schlimmstenfalls entziehen sich die Patienten in dieser Situation, die ihnen unlösbar scheint, durch eine psychosomatische Krankheit der Eigenverantwortung. Das geschieht nicht bewußt, sondern aus dem Unbewußten, die Ursachen sind den Patienten selbst nicht bewußt. Die Flucht in die Krankheit löst zwar auch keine Probleme und Aufgaben, der Krankheitsgewinn besteht aber

Die Patienten entziehen sich der Eigenverantwortung

darin, daß die Mitmenschen keine hohen Ansprüche mehr stellen.

Depressive Verstimmungen

Neben der Antriebsschwäche bestehen bei Hypotonie oft noch depressive Verstimmungen. Auch dabei treffen körperliche und seelische Faktoren zusammen. Die Minderdurchblutung des Gehirns kann allein schon zur Depression führen. Verstärkt wird das durch Antriebsschwäche und Ohnmachtsgefühl. Nicht zuletzt können auch noch die Schlafstörungen zur Depression beitragen. Depressionen müssen nicht immer durch den Blutunterdruck entstehen, sondern können sich aus anderen Ursachen (zum Beispiel Enttäuschungen) entwickeln und dann den Blutdruck senken. Die genaue Diagnose der Ursachen erfordert oft viel Geduld, ist für die Therapie aber unumgänglich. Während man blutdruckbedingte Depressionen durch blutdrucksteigernde Maßnahmen erfolgreich behandeln kann, erfordert der durch Depressionen entstandene niedrige Blutdruck vornehmlich eine antidepressive Behandlung, die auch den Blutdruck wieder bessert. Körperliche Bewegung kann beide Formen der Depression günstig beeinflussen.

Genaue Diagnose der Ursachen erfordert oft viel Geduld

Nervosität und Gereiztheit

Folge der Mangeldurchblutung des Gehirns

Nervosität und Gereiztheit bis hin zur offenen Aggressivität können als unmittelbare Folge der Mangeldurchblutung des Gehirns bei Hypotonie auftreten. Sie gehören aber auch zu den möglichen Nebenwirkungen blutdrucksteigernder Arzneimittel, die den Sympathikus anregen. Dazu wieder ein Fall aus meiner Praxis.

Fall 3:

„Wenn ich kein Kreislaufmittel einnehme," erzählte mir Frank L. bei der ersten Konsultation, „bin ich meiner Arbeit nicht gewachsen und bekomme Schwierigkeiten mit meinem Chef. Wenn ich die Medikamente eingenommen habe, ist zwar mein Chef mit mir zufrieden, weil ich viel mehr leisten kann. Aber ich kriege dann Probleme mit meinen Kollegen, weil ich meine aggressive Gereiztheit nicht beherrschen kann. Dazu kommt es nicht sofort nach der Einnahme, zunächst bin ich ausgesprochen gut gelaunt und stecke die anderen damit an.

Nach einiger Zeit reizt mich aber die Fliege an der Wand, und ich streite mit den anderen wegen jeder Kleinigkeit. Das dauert so lange, bis die Wirkung des Medikaments nachläßt und mich mit dem abfallenden Blutdruck der große Katzenjammer überkommt."

Manchmal, vor allem nach Alkoholkonsum, waren diese Zustände so schlimm, daß Herr L. fürchtete, den Verstand zu verlieren.

Diese Angst konnte ich ihm rasch nehmen. Nach der Umstellung der Behandlung auf Naturheilmittel fühlte er sich zwar einige Tage nicht so gut, denn sie wirken nicht so rasch und deutlich wie chemische Arzneimittel auf den niedrigen Blutdruck, danach ging es ihm aber deutlich besser. Seine Gereiztheit ist mittlerweile völlig verschwunden und der Blutdruck zwar relativ niedrig, aber stabil.

Nicht immer Zusammenhang mit niedrigem Blutdruck

Nervosität und abnorme Reizbarkeit des Hypotonikers müssen nicht unbedingt direkt mit dem Blutunterdruck in Zusammenhang stehen. Chronische Abgespanntheit und Erschöpfung, Störungen des vegetativen Nervensystems, Depressionen und das Gefühl der Ohnmacht gegenüber den täglichen Aufgaben und Pflichten senken nicht nur den Blutdruck, sondern können auch zur Gereiztheit und Nervosität führen. Manche Patienten spüren nach stärkerem Blutdruckabfall sogar die Gegenregulation durch Umschaltung auf den Sympathikus an vermehrter Nervosität und Reizbarkeit.

Keine Beruhigungsmittel nehmen

Völlig verkehrt wäre eine Behandlung mit Beruhigungsmitteln, weil sie den Blutdruck weiter absenken können. Naturheilmittel sorgen dafür, daß sowohl der Blutdruck stabilisiert als auch das vegetative Nervensystem und das Seelenleben harmonisiert werden. Ferner soll autogenes Training oder eine andere Entspannungsmethode regelmäßig durchgeführt werden, das hilft ebenfalls gegen seelisch-nervöse Störungen und Hypotonie.

Gedächtnis-, Konzentrations- und Leistungsschwäche

Diese Störungen des geistigen Leistungsvermögens sind die unmittelbare Folge der verminderten Hirndurchblutung. Wie schon mehrfach betont, reagiert das Gehirn besonders empfindlich auf Blutleere. Da Gedächtnis und Konzentrationsfähigkeit wichtige Voraussetzungen für geistige Leistungen sind, kann sich ihre Störung sehr deutlich auf das gesamte Leistungsvermögen auswirken. Das führt vor allem zu beruflichen Schwierigkeiten, wie der folgende Fall veranschaulicht.

Wichtige Voraussetzungen für geistige Leistungen

Fall 4:

„An manchen Tagen sitze ich geistesabwesend an meinem Schreibtisch," klagte Hans F. in meiner Praxis. „Ich versuche, meine Arbeit zu bewältigen, aber ich kann mich auf nichts konzentrieren. Immer wieder irren meine Gedanken ab, oder mein Kopf ist wie leergefegt. Dann starre ich einfach vor mich hin oder aus dem Fenster, ohne bewußt etwas wahrzunehmen. Und erinnern kann ich mich auch an nichts mehr. Da gerät dann manches in Vergessenheit, was dringend zu erledigen gewesen wäre." Herr F. seufzte und fügte hinzu: „Inzwischen mußte ich schon zweimal beim Abteilungsdirektor vorreiten, weil meine Kollegen sich über mich beschweren. Die haben es sicher nicht leicht mit mir, denn sie müssen einen Teil meiner Arbeit mit erledigen. Deshalb fühle ich mich inzwischen ihnen gegenüber so schuldig. Hinzu kommt die Angst, daß ich meinen Arbeitsplatz verliere, wenn das so weitergeht. Aber so sehr ich mich auch anstrenge, ich komme gegen solche Zustände nicht an."

Nach einer längeren Behandlung, an der er aktiv mitarbeitete kann Herr F. heute wieder ohne Schwierigkeiten seiner Arbeit nachgehen. Aber so leistungsfähig, wie er es sich wünscht, ist er noch lange nicht. „Wenn ich einmal gut drauf bin," berichtete er mir ein wenig wehmütig, „dann habe ich so viele gute Ideen, die ich im Betrieb verwirklichen möchte. Aber es fehlt mir einfach die Energie, das alles anzupacken. Und solche Zeiten der Kreativität kommen bei mir auch viel zu selten vor. Irgendwie fühle ich mich durch den niedrigen Blutdruck in meiner beruflichen Entfaltung und Selbstverwirklichung eingeschränkt."

Wenn Herr F. die Therapie konsequent fortsetzt, wird sich wahrscheinlich auch das noch bessern.

Neben der mangelnden Durchblutung des Gehirns spielen bei Störungen des Leistungsvermögens auch noch seelische Einflüsse bei vielen Hypotonikern eine Rolle. Die allgemeine Antriebsschwäche und Unlust als Folge des niedrigen Blutdrucks kann ihr Leistungsvermögen ebenso einschränken wie die depressive Verstimmung und der schlechte Schlaf. Aber sobald sich der Blutdruck dauerhaft gebessert hat, kehren auch geistige Frische und Kreativität wieder zurück.

Seelische Einflüsse

Keine aufputschende Medikamente einnehmen

Manche Patienten nehmen aufputschende Medikamente ein, weil sie fürchten, ohne diese „Hilfe" ihren Aufgaben nicht mehr gerecht werden zu können. Das geht für kurze Zeit gut. Dann läßt die Wirkung aber rasch nach, und es stellen sich Konzentrationsstörungen, Unruhe, Gereiztheit, Angstzustände, Schlafstörungen und schließlich suchtartige Abhängigkeit ein. Deshalb muß vor solchen Medikamenten eindringlich gewarnt werden. Auch der Arzt wird sie nur ausnahmsweise einmal vorübergehend verordnen, aber niemals länger als 3 - 4 Wochen ununterbrochen.

Überempfindlichkeit gegen Wettereinflüsse

Wetterumschwung

Wenn sich bei Wetterumschwüngen Luftdruck, Luftfeuchtigkeit, Temperatur, Sonneneinstrahlung, elektroklimatische Verhältnisse und andere Wetterfaktoren ändern, kann es auch bei gesunden Menschen vorübergehend zu Störungen der Kreislaufregulation mit absinkendem Blutdruck kommen. Normalerweise wird das aber rasch wieder ausgeglichen, so daß man davon entweder überhaupt nichts bemerkt oder nur kurz unter leichten Mißempfindungen leidet.

Ausgeprägte Wetterfühligkeit

Hypotoniker dagegen neigen auffallend oft zur ausgeprägten Wetterfühligkeit. Ihr niedriger Blutdruck fällt vor allem beim Durchzug von Warmfronten ab, weil sich dadurch die Hautgefäße erweitern und dem übrigen Kreislauf viel Blut entziehen. Daneben diskutiert man noch weitere Wettereinflüsse, die hauptsächlich über das vegetative Nervensystem und indirekt über die Hormondrüsen einwirken. Vermutlich spielen auch Verschiebungen der Biorhythmen dabei eine Rolle, die sich auf Veränderungen des Elektroklimas zurückführen lassen. Eine genaue Erklärung dieser Zusammenhänge ist heute noch nicht möglich.

Genaue Erklärung noch nicht möglich

Der Blutdruckabfall ist nur eines der möglichen Symptome abnormer Wetterempfindlichkeit. Insgesamt werden rund 40 verschiedene Beschwerden der Wetterfühligkeit beschrieben, angefangen bei Abgeschlagenheit, Müdigkeit, Konzentrations- und Leistungsschwäche, Unruhe, Schlafstörungen und depressiven Verstimmungen bis hin zu Koliken und Schmerzzuständen. Neben Hypotonikern betreffen sie bevorzugt vegetativ labile, sensible, untrainierte, geschwächte und kränkelnde Menschen, bei denen der Blutdruck teilweise unabhängig vom Wetter zu niedrig sein kann.

40 verschiedene Beschwerden der Wetterfühligkeit

Eine spezielle Behandlung der Wetterfühligkeit gibt es nicht, da man die eigentlichen Ursachen noch nicht sicher kennt. Alle abhärtenden, kreislauf- und nervenstabilisierenden Maßnahmen, die bei niedrigem Blutdruck angezeigt sind, helfen auch gegen die Wetterempfindlichkeit. Wenn Krankheiten dahinterstehen, müssen sie gezielt behandelt werden.

Ursachen der Wetterfühligkeit noch heute nicht bekannt

Körperliche Beschwerden

Gründliche Untersuchung notwendig

Neben den bisher beschriebenen allgemeinen und seelisch-nervösen Symptomen der Hypotonie kann sie noch verschiedene körperliche Beschwerden verursachen. Sie erklären sich aus der mangelnden Blutversorgung oder aus der Gegenregulation des Sympathikusnerven bei stärkerem Blutdruckabfall. Da solche Symptome aber auch aus anderen Ursachen auftreten können, muß zur Klärung stets eine gründliche Untersuchung erfolgen.

Kopfdruck und Kopfschmerzen

Schmerzen kommen von Hirnhäuten oder Hirngefäßen

Da das Gehirn selbst völlig schmerzunempfindlich ist, können Schmerzen nur von den Hirnhäuten oder Hirngefäßen ausgehen. Die veränderte Gefäßspannung bei niedrigem Blutdruck ruft zusammen mit der Mangeldurchblutung des Gehirns oft solche Mißempfindungen hervor. Sie können nur vorübergehend bestehen, wiederholen sich dann aber unterschiedlich häufig; manche Patienten leiden auch dauernd darunter.

Unangenehmes Druckgefühl

Gefühl der Leere im Gehirn

Neben regelrechten Schmerzen im Kopf tritt bei vielen Hypotonikern auch nur ein unangenehmes Druckgefühl auf. Begleitet werden die Beschwerden nicht selten von einem schwer beschreibbaren Gefühl der Leere im Gehirn.

Wenn bei stärkeren Kopfschmerzen gelegentlich einmal ein leichtes Schmerzmittel eingenommen wird, bestehen dagegen keine Bedenken. Das darf aber nicht zur Gewohnheit werden, denn Schmerzmittel führen oft zu unerwünschten Nebenwirkungen und können sogar süchtig machen. Den niedrigen Blutdruck als Schmerzursache beeinflussen sie nicht, die Grundbehandlung richtet sich deshalb stets gegen die Hypotonie.

Anfallsweiser Schwindel

Schwindelanfälle treten infolge der Minderdurchblutung des Gehirns auf

Schwindelanfälle sind ein häufiges Symptom des niedrigen Blutdrucks. Sie treten infolge der Minderdurchblutung des Gehirns auf. Manche Hypotoniker leiden sogar ständig unter einem leichten Schwindelgefühl, an das sie sich gewöhnt haben und das ihr Leben nicht weiter beeinträchtigt. Es kann sich vorübergehend akut verstärken und wird dann als unangenehm empfunden.

Besonders oft treten Schwindelanfälle bei Hypotonie dann auf, wenn man sich vom Liegen aufrichtet oder längere Zeit steht, weil das Blut dabei in die Beine versackt (siehe orthostatische Hypotonie). Außerdem kann der Schwindel zum Krankheitsbild der Wetterfühligkeit gehören.

Wohl jeder weiß, was man unter Schwindel versteht. Genau beschreiben läßt sich ein Schwindelanfall aber nur schwer. Meist fühlt man sich dabei benommen und unsicher, schwankt beim Stehen und Gehen oder hat das Gefühl, daß man sich selbst oder die Umgebung dreht. Oft kommen noch Ohrensausen, Flimmern oder Schwarzwerden vor den Augen (siehe dort) hinzu.

Behandlung

Durchblutungsfördernde Mittel, die bei Schwindel oft verabreicht werden, sind wegen ihrer gefäßerweiternden Wirkung bei Hypotonie nur bedingt angezeigt. Im allgemeinen genügt es, den Blutdruck dauerhaft zu normalisieren und zu stabilisieren, um die Neigung zu Schwindelanfällen zu beseitigen.

Flimmern und Schwarzwerden vor den Augen

Mangeldurchblutung der Sehbahn

Die Mangeldurchblutung der Gehirnrinde und der Sehbahn bei niedrigem Blutdruck kann sich auch auf das Sehvermögen auswirken. Dann kommt es zum Flimmern, Sternchensehen oder Schwarzwerden vor den Augen. Oft werden diese vorübergehenden Sehstörungen von Schwindelanfällen begleitet.

Besonders häufig treten solche Sehstörungen auf, wenn man sich vom Liegen aufrichtet oder längere Zeit steht, also bei der orthostatischen Hypotonie mit Absacken des Bluts in die Beine. Allerdings gibt es dafür auch andere Ursachen ohne Beziehung zum Blutdruck. Vorsorglich sollte man deshalb eine fachärztliche Augenuntersuchung vornehmen lassen, wenn solche Sehstörungen häufiger auftreten.

Blasses Gesicht – kalte Glieder

Kalte Hände und Füße

Viele Hypotoniker, vor allem Frauen, klagen über chronisch kalte Hände und/oder Füße. Das erklärt sich aus dem Versuch des Körpers, das Blut so umzuverteilen, daß wenigstens die wichtigen Organe im Körperinneren genügend durchblutet werden. Dazu schränkt er die „weniger wichtige" Durchblutung der Gliedmaßen ein. Hinzu kommt oft die allgemein gestörte Gefäßregulation durch das vegetative Nervensystem, die diesen Zustand noch verschlimmert.

Aus den gleichen Gründen wird bei vielen Patienten

Blässe im Gesicht

auch die Hautdurchblutung eingeschränkt. Das macht sich besonders im Gesicht durch Blässe bemerkbar. Blässe und chronisch kalte Glieder können aber auch ein Warnzeichen der Blutarmut (siehe dort) sein, die bei einem Teil der Hypotoniker besteht. Klarheit bringt nur die baldige Blutuntersuchung.

Chronisch kalte Füße können zur Gefahr für die Gesundheit werden

Während Blässe im Gesicht und kalte Hände meist „nur" unangenehm sind, können chronisch kalte Füße zur Gefahr für die Gesundheit werden. Zwischen den Füßen und der Nasenschleimhaut bestehen reflektorische Beziehungen; wenn die Füße kalt sind, wird oft auch die Nasenschleimhaut nur mangelhaft durchblutet. Dadurch erhöht sich die Anfälligkeit für Erkältungen und Grippe mit Schnupfen, Husten und Heiserkeit. Außerdem begünstigen kalte Füße Entzündungen der Harnblase und Nieren. Man darf sich deshalb nie damit abfinden. Anfangs helfen warme und wechselwarme Wasseranwendungen gut, später sollte man zu kalten Anwendungen übergehen, die aktiv die Durchblutung der Füße verbessern. Außerdem hilft viel Barfußlaufen, bei dem die Füße massiert werden.

Kalte Wasseranwendungen

Herzdruck, Herzstechen und Herzklopfen

Verschiedene Ursachen

Herzbeschwerden treten bei Hypotonie aus verschiedenen Ursachen auf. Anfangs weisen sie oft nur auf eine funktionelle Störung der Herztätigkeit hin, im Lauf der Zeit kann sich daraus aber ein organischer Herzschaden entwickeln. Deshalb darf man die Herzbeschwerden nie auf die leichte Schulter nehmen. Symptomatisch sind bei Hypotonie vor allem unangenehmes Druck- und Engegefühl in der Herzgegend, das mit Atembeklemmung einhergehen kann. Anfallsweise spürt man oft auch das Herzklopfen, vor allem wenn der Sympathikus bei abfallendem Blutdruck plötzlich zur Gegenregulation den Herzschlag beschleunigt. Zum Teil treten Stiche und Schmerzen am Herzen auf. Besonders quälend kann das Angstgefühl werden, das oft mit solchen Herzstörungen verbunden ist. Es scheint unmittelbar aus dem Herzen

Druck- und Engegefühl in der Herzgegend

Stiche und Schmerzen am Herz

aufzusteigen und erklärt sich vorwiegend aus seelisch-nervösen Einflüssen, die auch an der Hypotonie beteiligt sein können.

Neben der Gegenregulation durch den Sympathikus, die den Herzschlag beschleunigt, und seelisch-vegetativen Störungen der Herztätigkeit kommt als Ursache der Beschwerden vor allem noch die Mangeldurchblutung des Herzmuskels in Betracht. Wie alle Muskeln reagiert auch das Herz auf verminderte Sauerstoffversorgung mit Mißempfindungen und Schmerzen.

Mangeldurchblutung des Herzmuskels

Besonders deutlich fallen die Herzbeschwerden dann aus, wenn das Herz auf andere Weise schon vorgeschädigt und geschwächt ist. In solchen Fällen verordnet der Therapeut die notwendige Behandlung. Ansonsten genügt meist die Anhebung und Stabilisierung des niedrigen Blutdrucks, um die Herzstörungen zu beseitigen. Chemische Antihypotonika, die den Sympathikus anregen, führen teilweise zu erheblichen Herzbeschwerden und müssen dann abgesetzt werden.

Krämpfe innerer Organe

Können jedes Organ betreffen

Die ungestörten Funktionen der verschiedenen Organe hängen mit von ausreichender Durchblutung ab, die bei Hypotonie nicht mehr gewährleistet ist. Eine mögliche Folge der Mangeldurchblutung sind Verkrampfungen innerer Organe. Wo diese auftreten, läßt sich nicht vorhersagen, praktisch können sie jedes Organ betreffen. Auch wenn sich keine Muskeln in einem Organ befinden, sind Krämpfe der versorgenden Blutgefäße möglich.

Besonders häufig am Herz

Am Herz kommen Krämpfe bei Hypotonie besonders häufig vor. Sie betreffen meist die Herzkranzgefäße, die das Herz mit Blut versorgen. Dadurch wird die Herzdurchblutung zusätzlich vermindert und die Pumpkraft geschwächt. Die Krämpfe machen sich durch unterschiedlich starke, vorübergehende oder länger anhaltende Mißempfindungen und Schmerzen in der Herzgegend bemerkbar.

Mißempfindungen und Schmerzen in der Herzgegend

Außerdem sind Krämpfe an den Verdauungsorganen und

bei Frauen vermehrt an den Unterleibsorganen möglich. Sie rufen ebenfalls Schmerzen unterschiedlicher Stärke hervor. Verkrampfung der Blutgefäße des Gehirns führt zu Kopfschmerzen. Schließlich treten häufig auch noch Muskelkrämpfe auf, insbesondere bei körperlicher Anstrengung, die vermehrte Blutzufuhr erfordert. Sie können mit rheumatischen Muskelschmerzen verwechselt und falsch behandelt werden.

Muskelkrämpfe

Allen Verkrampfungen kann aber auch eine andere Ursache zugrunde liegen. Die Behandlung richtet sich deshalb nach dem Ergebnis einer gründlichen Untersuchung. Blutdruckabhängige Krampfneigung geht zurück, sobald sich die Hypotonie gebessert hat. Muskelkrämpfe bei körperlicher Anstrengung sind kein Grund, auf Bewegung zu verzichten. Sie verschwinden rasch, sobald die Bewegung die Durchblutung verbessert hat.

Behandlung

Ohrensausen und andere Hörstörungen

Auch das Gehör hängt mit von ausreichender Durchblutung der Ohren ab. Deshalb kommt es bei niedrigem Blutdruck nicht selten zum Ohrensausen, das vorübergehend oder längere Zeit besteht. Häufig tritt es zusammen mit Schwindelanfällen auf. Die Betroffenen beurteilen das Ohrensausen als lästig bis quälend.

Ohrensausen

Stärkere Durchblutungsstörungen im Ohr können das Hörvermögen einschränken und sogar zur kurzfristigen oder dauernden Schwerhörigkeit führen. Dann besteht aber meist nicht nur Hypotonie, sondern noch eine andere Ohrenkrankheit, zum Beispiel Arterienverkalkung der Ohrgefäße.

Schwerhörigkeit

Die genaue Diagnose und gezielte Behandlung der Hörstörungen liegt beim Facharzt, wenn die Blutdruckanregung allein nicht bald hilft.

Verlust des Bewußtseins

Der plötzliche Verlust des Bewußtseins mag sehr dramatisch erscheinen, ist bei Hypotonie aber meist harmlos.

Ohnmacht bei Hypotonie meist harmlos

Die größte Gefahr besteht darin, daß sich der Ohnmächtige bei einem Sturz verletzt, wenn er sich vorher nicht mehr rechtzeitig hinlegen kann.

Plötzliche Blutleere im Gehirn

Verursacht wird die Ohnmacht bei niedrigem Blutdruck durch plötzliche Blutleere im Gehirn, hauptsächlich beim Aufrichten oder nach längerem Stehen. Bei vegetativ labilen Menschen, zu denen viele Hypotoniker gehören, kann schon durch schlechte Luft, Schreck oder Ekel eine Ohnmacht eintreten. Oft kündigt sie sich durch Schwindel und Schwarzwerden vor den Augen an, so daß noch Zeit bleibt, um sich zu setzen oder niederzulegen. Die harmlose Ohnmacht dauert wenige Sekunden bis einige Minuten.

Dauer

Bei längerer Dauer muß an eine ernstere Ursache gedacht und der Arzt gerufen werden. Auch wenn man zuvor noch nie eine Ohnmacht erlitten hat, also die Ursachen nicht genau kennt, soll danach bald der Therapeut aufgesucht werden.

Soforthilfe

Zur Soforthilfe wird der Ohnmächtige bequem gelagert. Dann öffnet man das Fenster, damit genug frische Luft eingeatmet wird, hält ein Riechmittel aus der Apotheke unter die Nase oder reibt Stirn und Hals mit einem naßkalten Tuch ab. Wenn das Bewußtsein zurückgekehrt ist, muß der Betroffene noch einige Minuten liegen, damit der Blutdruck nicht gleich wieder absackt.
Die Ohnmacht darf nicht mit dem lebensbedrohlichen Kreislaufschock verwechselt werden, den wir bei den Komplikationen ausführlich behandeln.

Niedriger Blutdruck ist nicht immer harmlos

Hypotonie kann durch Schonung von Herz und Gefäßen die Lebenserwartung erhöhen, aber auch zu ernsteren Komplikationen führen. Die zahlreichen wissenschaftlichen Untersuchungen, die inzwischen dazu vorliegen, weisen den Blutunterdruck vor allem als Risiko für das Herz-Gefäß-System und während der Schwangerschaft aus.

Komplikationen am Herz-Gefäß-System

Arterienverkalkung, Herzinfarkt und Schlaganfall

Gemeinhin geht man davon aus, daß Arterienverkalkung, Herzinfarkt und Schlaganfall durch hohen Blutdruck begünstigt werden, weil er das Herz-Gefäß-System belastet. Tatsächlich treten diese Zivilisationskrankheiten bei Hochdruck häufiger auf. Aber auch Hypotonie kann bei solchen Erkrankungen eine Rolle spielen.

Minderdurchblutung der betroffenen Organe

Die Zusammenhänge sind noch nicht völlig geklärt. Von entscheidender Bedeutung ist dabei die Minderdurchblutung der betroffenen Organe, die zu Funktionsstörungen führt, und die vegetative Fehlregulation. Hinzu kommen Verkrampfungen der Gefäße und andere körperliche Folgen der Hypotonie, die bei längerer Dauer zu Organschäden führen. Insbesondere beim Schlaganfall liegt die Beziehung zur Blutleere im Gehirn auf der Hand.

Vorsicht bei älteren Menschen

Inzwischen gibt es sogar Hinweise dafür, daß Hypotonie im höheren Alter - etwa ab 70 Jahren - ein wesentlich höheres Risiko als Bluthochdruck darstellt. Deshalb ist gerade bei alten Menschen Vorsicht bei der Verordnung blutdrucksenkender Medikamente geboten.

Erhöhte Unfallgefahr bei Hypotonie

Niedriger Blutdruck setzt das Reaktionsvermögen, die Konzentrations- und Leistungsfähigkeit herab und kann zu Schwindel und Bewußtseinsstörungen führen.

Erhöhtes Unfallrisiko im Verkehr, am Arbeitsplatz und im Haushalt

Damit verbunden ist ein erhöhtes Unfallrisiko im Verkehr, am Arbeitsplatz und im Haushalt. Vor allem ältere Menschen mit niedrigem Blutdruck erleiden häufiger einen Unfall; außerdem liegt das Risiko bei wetterfühligen Hypotonikern recht hoch, wenn das Wetter sich ändert.

Pausen bei längeren Fahrten

Um die Unfallgefahr zu senken, sollte man sich nie ans Steuer eines Fahrzeugs setzen, wenn man sich nicht völlig leistungsfähig fühlt. Bei längeren Fahrten sind regel-

mäßig Bewegungspausen notwendig, nach Möglichkeit wechseln zwischendurch die Fahrer. Vor der Fahrt ißt man ausreichend und nimmt auch zwischendurch immer wieder eine Kleinigkeit zu sich, damit der Blutzucker – und mit ihm auch der Blutdruck – nicht zu stark abfällt.
An Unfällen können auch die blutdrucksteigernden Arzneimittel beteiligt sein, vor allem bei gleichzeitigem Alkoholkonsum. Sie regen unter Umständen den Sympathikus so stark an, daß man unvorsichtig, gereizt und aggressiv wird.

Lebensgefährlicher Kreislaufschock

Blutdruckabfall bei Schock

Beim Schock fällt der Blutdruck sehr stark ab, und die Regulation versagt. Dazu kann es vor allem nach starken Blutverlusten, Verbrennungen und bei allergischen Reaktionen kommen, manchmal sogar schon nach heftigem Erschrecken.
Die Durchblutung wird beim Kreislaufschock so stark herabgesetzt, daß der Blutstrom in den Kapillaren zum Stehen kommt. Die Zellen erhalten kaum noch Sauerstoff, die Stoffwechselprodukte können nicht mehr abtransportiert werden. Innerhalb kurzer Zeit führt das zu schweren Gewebsschäden, und die Zellen sterben ab, ein Zustand, der nicht mehr rückgängig gemacht werden kann und tödlich endet.

Der Schock verläuft in den folgenden 3 Stadien:

Stadium 1

Stadium 1:
Durch Verengung der Gefäße an der Körperperipherie wird das Blut im Körperinneren konzentriert, um die Blutversorgung lebenswichtiger Organe für einige Zeit zu sichern. Es kommt zur blaßfahlen, kühlen Haut, kalten Gliedern, Ausbruch von kaltem Schweiß, beschleunigtem Puls und Blutdruckabfall, wobei der Druck aber noch über 100 mm Hg systolisch liegt.

Stadium 2

Stadium 2:
Durch Lähmung der Gefäßmuskulatur erweitern sich die Gefäße an der Körperperipherie stark, und es kommt zum Sauerstoffmangel, der sich vor allem auf Herz und Gehirn auswirkt. Der Blutdruck fällt weiter ab, der Puls rast, Unruhe, oberflächliche Atmung und Bewußtseinsstörungen treten auf.

Stadium 3

Stadium 3:
Der Sauerstoffmangel ruft nicht mehr rückgängig zu machende Organschäden hervor, die vor allem Gehirn, Herz, Leber und Nieren betreffen, und endet in kurzer Zeit tödlich. Die Haut verfärbt sich blau, der Puls ist kaum noch tastbar, der Blutdruck nicht mehr meßbar, die Atmung wird stark beschleunigt, und das Bewußtsein geht verloren.

Sofort Notarzt rufen

Soforthilfe

Beim geringsten Verdacht auf einen beginnenden Kreislaufschock muß sofort der Notarzt gerufen werden, damit der Betroffene noch gerettet werden kann. Zur Soforthilfe, die das Fortschreiten des Schockzustands verzögert, sind folgende Maßnahmen notwendig:

- Den Patienten auf den Rücken legen und seine Beine für kurze Zeit fast senkrecht („Taschenmesserposition") hochheben, damit Blut aus den Beinen in den Körper zurückfließt.
- Dann die Unterschenkel so auf einem Stuhl lagern, daß sie wesentlich höher als der Körper liegen, und den Patienten in dieser Haltung ruhen lassen.
- Den Körper des Schockpatienten warm einhüllen und beruhigend mit ihm sprechen, solange er bei Bewußtsein ist.

Wenn vor dem Eintreffen des Notarztes Herz-Atem-Stillstand eintritt, muß sofort mit künstlicher Beatmung und äußerer Herzmassage begonnen werden. Diese beiden Maßnahmen kann aber nur der im Erste-Hilfe-Kurs ausgebildete Helfer durchführen. Glücklicherweise kommen schwere Schockzustände bei Hypotonie selten vor. Wenn das Bewußtsein verlorengeht, liegt im allgemeinen nur eine harmlosere Ohnmacht (siehe dort) vor.

Risiken in der Schwangerschaft

Besonders hohes Risiko

Während der Schwangerschaft scheint Hypotonie ein besonders hohes Risiko darzustellen, jedenfalls gibt es dazu die meisten Untersuchungen. Die drohenden Komplikationen sind hauptsächlich auf die mangelnde Blutversorgung des mütterlichen Organismus und des im Mutterleib heranwachsenden Kindes zurückzuführen.

Folgende Komplikationen während der Schwangerschaft und bei der Geburt beobachtet man besonders häufig bei Hypotonie:

Komplikationen

- Früh-, Spät-, Fehl- und Totgeburten, überdurchschnittlich viele operative Entbindungen, Wehenschwäche oder verstärkte Wehentätigkeit;
- unreife, untergewichtige, zu kleine und mißgebildete Neugeborene;
- Blutungen während der Schwangerschaft und zu starke, lange Nachblutungen im Anschluß an die Entbindung;
- Schwangerschaftskomplikationen bei der Mutter, vor allem Ablösung der Plazenta, Schwangerschaftsvergiftungen, Nierenbeckenentzündungen, Nierenversagen und Kreislaufkollaps;
- erhöhte Sterblichkeit des Kindes im Mutterleib oder bald nach der Geburt.

Die Häufung solcher Komplikationen bei Schwangeren mit Blutunterdruck macht es dringend erforderlich, den Blutdruck anzuheben und zu stabilisieren. Während der Schwangerschaft können vermehrt Kontrolluntersuchungen notwendig sein, damit man beginnende Komplikationen rechtzeitig erkennt und behandeln kann.

Vermehrte Kontrolluntersuchungen

Andere Komplikationen

Die Mangeldurchblutung bei Hypotonie kann noch verschiedene andere Komplikationen verursachen, die im Rahmen dieses Buchs nicht mehr alle vorzustellen sind. In der wissenschaftlichen Literatur zu diesem Problem findet man vor allem noch folgende Angaben:

Innenohrschwerhörigkeit

- Innenohrschwerhörigkeit und akuter Verlust des Hörvermögens (Hörsturz) durch unzureichende Blutversorgung der Ohren; zusätzlich treten oft Schwindelanfälle auf.

Akutes Nierenversagen

- Akutes Nierenversagen durch mangelhafte Durchblutung, ein Zustand, der lebensgefährlich werden kann, wenn beide Nieren ausfallen; dann hilft unter Umständen nur noch die regelmäßige Blutwäsche (Dialyse) oder Einpflanzung einer Spenderniere.

Absterben eines Darmabschnittes

- Absterben (Gangrän) eines Darmabschnitts, der nicht mehr ausreichend durchblutet wird; ebenfalls eine bedenkliche Folge, die operativ behandelt werden muß.

Neurotische Störungen

- Neurotische Störungen, die infolge der Mangeldurchblutung des Gehirns akut durchbrechen; sie äußern sich vor allem mit Verhaltensstörungen, Aggressivität, Depressionen und Angstzuständen.

Ob diese Komplikationen allein durch Hypotonie entstehen oder bereits andere Schädigungen vorliegen müssen, die durch den Blutunterdruck verschlimmert werden, läßt sich nur im Einzelfall nach gründlicher Untersuchung klären. Teilweise können die Folgen durch die Behandlung nicht mehr vollständig rückgängig gemacht werden.

Erfolgreiche Behandlung der Hypotonie

Aktive Selbsthilfe

Mit leichter Hypotonie, die kaum Beschwerden verursacht, leben viele Menschen ohne Behandlung ganz gut. Sie sollten trotzdem versuchen, den niedrigen Blutdruck durch die hier beschriebene aktive Selbsthilfe dauerhaft anzuheben und zu stabilisieren. Bei ausgeprägtem Blutunterdruck mit stärkeren Symptomen fällt es meist auch nicht schwer, durch Arzneimittel rasch eine Besserung zu erzielen. Die Langzeit- oder Dauerbehandlung, die in solchen Fällen oft notwendig ist, soll aber durch Naturheilmittel und aktive Selbsthilfe der Patienten erfolgen, weil chemische Arzneimittel gerade bei längerem Gebrauch oft nicht gut vertragen werden.

Gefäßtraining durch physikalische Maßnahmen

Wasseranwendungen, Luftbäder und Bewegungstherapie

Im Mittelpunkt der nicht krankheitsbedingten Hypotonie stehen die physikalischen Maßnahmen, vor allem Wasseranwendungen, Luftbäder und Bewegungstherapie. Dadurch werden die Gefäße und der Herzmuskel trainiert. Die Wirkung tritt nicht sofort ein, bei regelmäßiger Durchführung bessert und stabilisiert sich der niedrige Blutdruck aber.

Tägliche Wasseranwendungen

Nur einfache, nicht übermäßig belastende Wasseranwendungen

Für den Hausgebrauch eignen sich nur einfache, nicht übermäßig belastende Wasseranwendungen. Alle anstrengenderen Formen müssen vom Fachmann verordnet werden. Bei regelmäßiger Durchführung bessert sich die Spannung der Blutgefäße, die Regulation des Blutdrucks wird trainiert und im vegetativen Nervensystem der Sympathikus mild angeregt. Nach neuen Erkenntnissen aktiviert kaltes Wasser auch die Ausschüttung von Hormonen der Nebennieren, die ebenfalls an der Blutdruckregulation beteiligt sind.

Wechselwarme Anwendungen

Am besten helfen oft die wechselwarmen Anwendungen, weil der rasche Wechsel zwischen warm und kalt die Gefäßregulation besonders gut zur Anpassung zwingt; zur Dauerbehandlung geht man nach einiger Zeit aber möglichst zu kalten Anwendungen über.

Kalte Abwaschungen und Abreibungen

Milde Formen der Kaltwasserbehandlung

Diese beiden milden Formen der Kaltwasserbehandlung eignen sich meist auch für geschwächte und kränkelnde Menschen mit niedrigem Blutdruck. Da bei der Abreibung zum Temperaturreiz des Wassers noch die mechanische Reibewirkung kommt, hilft sie etwas besser. Durch beide Anwendungen erzielt man eine allgemeine Belebung, Abhärtung, Anregung von Kreislauf und Stoffwechsel und allmähliche Stabilisierung des Blutdrucks auf höherem Niveau.

Regelmäßig jeden Morgen

Die Behandlung wird am besten regelmäßig jeden Morgen gleich nach dem Aufstehen im ausreichend warmen Raum am gut erwärmten Körper durchgeführt; vorher und hinterher sollte man etwas Gymnastik treiben, das fördert die Reaktion der Blutgefäße.

Abreibung

Zur *Abreibung* hüllt man den ganzen Körper in ein ausgewrungenes, naßkaltes Tuch, das möglichst faltenfrei anliegen soll, und reibt damit kräftig die Haut.

Reihenfolge

Dabei muß nachstehende Reihenfolge eingehalten werden:

rechter Handrücken, außen am Arm zur Schulter, innen zurück zur Hand und dabei gleichzeitig die rechte Brustseite, rechte Rückenhälfte (am Rücken soll ein Helfer die Abreibung durchführen); linke Oberkörperhälfte in gleicher Weise. Dann rechter Fuß, außen am Bein zur Hüfte, innen zurück zum Fuß, Fußsohle; linkes Bein in gleicher Weise. Zum Schluß Gesäß und Rumpf.

Höchstens 5 Minuten

Die Anwendung soll in spätestens 5 Minuten beendet sein. Danach frottiert man den ganzen Körper kräftig trocken.

Abwaschung

Zur *Abwaschung* verwendet man ein grobes Leintuch oder einen Waschhandschuh und feuchtet gut mit kaltem Wasser an. Die Reihenfolge entspricht der bei der Abreibung. Nach der Abreibung der rechten und linken Oberkörperhälfte, des rechten und linken Beins feuchtet man das Tuch jeweils neu an. Im Anschluß an die Behandlung verhält man sich wie bei der Abreibung. Bei Bedarf können Abreibungen oder Abwaschungen mehrmals am Tag wiederholt werden.

Kalte und Wechseldusche

Die Dusche regt den Blutdruck stärker an

Die Dusche regt den Blutdruck stärker an, weil zum Temperaturreiz des Wassers der Falldruck des aus größerer Höhe auf den Körper treffenden Wassers kommt. Man führt sie am besten morgens nach dem Aufstehen durch und kann sie dann mit der Körperreinigung verbinden. Für schwächliche, nervöse und blutarme Menschen eignet sich Duschen nur bedingt (nach Zustimmung des Therapeuten), für Kleinkinder ist es verboten.

Wechselduschen

Wechselduschen trainieren die Gefäße besonders gut und kommen besonders für Ungeübte und jene Menschen in Frage, die auf kaltes Wasser nicht ausreichend reagieren; außerdem können sie mit der Körperreinigung verbunden werden, die beim warmen Duschen erfolgt. Nach einigem Training geht man – gute Verträglichkeit vorausgesetzt – zur stärker wirksamen kalten Dusche über. Wechselduschen beginnen warm und enden kalt. Die Wassertemperatur der warmen Dusche beträgt etwa

38 °C; nach 2 - 3 Minuten schaltet man plötzlich für 10 - 15 Sekunden auf kaltes Wasser um und kehrt dann für 2 Minuten zum warmen Wasser zurück. Insgesamt wechselt man 2- bis 3mal zwischen warm und kalt.

Kalte Dusche nur am ausreichend warmen Körper anwenden

Die kalte Dusche darf nur am ausreichend warmen Körper angewendet werden und dauert 10 - 30 Sekunden. Nach dem Duschen frottiert man sich kräftig trocken und treibt etwas Gymnastik, damit sich der Körper gut erwärmt.

Wassertreten und Wechselfußbad

Wassertreten und Wechselfußbad

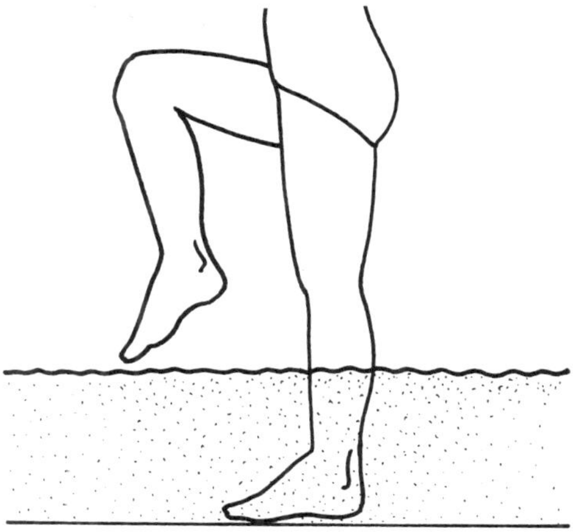

Wassertreten

Wassertreten

Ursprünglich führte man das *Wassertreten* in einem Bach durch, dessen strömendes kaltes Wasser die beste Wirkung erzielte. Da aber kaum jemand dazu Gelegenheit hat, der sich nicht gerade in einem Kurort mit entsprechender Einrichtung befindet, benutzt man heute dazu die Badewanne. Sie wird so hoch mit kaltem Wasser gefüllt, daß es bis zur Wadenmitte reicht. Darin geht man auf und ab und hebt bei jedem Schritt einen Fuß ganz aus dem Wasser. Nach etwa 2 Minuten, wenn als Reaktion eine gute Erwärmung der Füße eintritt, beendet man die Anwendung. Sie kann mehrmals täglich wiederholt werden, am Abend fördert sie den Schlaf.

Fußbäder

Fußbäder sind genaugenommen Unterschenkelbäder, denn das Wasser reicht bis zur Wadenmitte. Da man in Pfarrer Kneipps Heimat aber das ganze Bein auch als Fuß bezeichnet, hat sich dieser Begriff eingebürgert. Zum Wechselfußbad benötigt man 2 ausreichend große Wannen oder Eimer; ein Gefäß wird mit 38 - 39 °C warmem, das andere mit kaltem Wasser gefüllt. Im warmen Wasser badet man zunächst 2 - 3 Minuten, dann geht man für 15 - 20 Sekunden ins kalte Wasser und kehrt dann rasch wieder ins warme Bad zurück. Insgesamt soll 3mal zwischen warm und kalt gewechselt und stets kalt beendet werden. Die Anwendung ist mehrmals täglich möglich, am Abend fördert sie den Schlaf.

Besonders gut bei chronisch kalten Füßen

Wassertreten und Wechselfußbäder zur Kreislaufanregung eignen sich besonders gut bei chronisch kalten Füßen. Die Wirkung beschränkt sich nicht auf die Beine, sondern setzt sich in den ganzen Körper fort.

Sitzbad, Reibesitzbad und Halbbad

Sitzbäder

Sitzbäder werden entweder in einer speziellen Sitzbadewanne oder in der üblichen Badewanne durchgeführt. Das Wasser reicht dabei ungefähr bis zur Höhe der Nieren. Wenn man eine Sitzbadewanne verwendet, stehen die Beine davor auf einem Schemel, so daß das Wasser bis zur Mitte der Oberschenkel reicht; bei der üblichen Badewanne legt man die Beine auf den Wannenrand.

Beim kalten Sitzbad, das nur 5 - 20 Sekunden dauert, bleibt der Oberkörper bekleidet. Vorher und hinterher sorgt man durch Gymnastik dafür, daß sich der Körper gut erwärmt, denn man darf bei der Anwendung nie frösteln; auch das Badezimmer muß gut warm sein. Man taucht einfach kurz ins kalte Wasser ein und frottiert dann kräftig trocken. Da die Anwendung schon recht anstrengend ist, soll sie nicht häufiger als 2- bis 4mal wöchentlich und nur bei guter Verträglichkeit durchgeführt werden.

Wechselsitzbäder

Wechselsitzbäder kann man zu Hause nicht in der üblichen Weise durchführen, weil kaum ein Badezimmer über 2 Badewannen verfügt. Man muß sich dazu eine weitere Wanne - am besten eine Sitzbadewanne - anschaffen. In der einen Wanne badet man 2 - 3 Minuten lang im warmen Wasser, dann wechselt man kurz ins kalte Sitzbad in der anderen Wanne, das 5 - 20 Sekunden dauert, und kehrt wieder für 2 Minuten ins warme Wasser zurück. Insgesamt soll 2mal gewechselt werden. Dem warmen Wasser kann man fertigen Rosmarin-Badezusatz zufügen, der den Kreislauf zusätzlich anregt.

Rosmarin-Badezusatz

Einfacher läßt sich das Wechselsitzbad durchführen, indem man wie oben beschrieben in der Wanne mit warmem Wasser badet und zwischendurch jeweils für 5 - 20 Sekunden unter die kalte Dusche geht. Das entspricht zwar nicht mehr der ursprünglichen Anwendung, erspart aber die Anschaffung einer weiteren Wanne und wirkt ähnlich gut.

Reibesitzbad

Eine Sonderform, das *Reibesitzbad,* verbindet den Temperaturreiz des Wassers mit mechanischer Reibung. Dazu stellt man einen Schemel in die Badewanne, bis zu dessen Sitzfläche das kalte Wasser reichen muß. Die Beine werden aus der Wanne gestreckt. Mit den Händen spritzt man das Wasser gegen den Unterleib und verreibt es kräftig mit den Händen oder einem groben Tuch auf dem Bauch. Die Anwendung dauert insgesamt 15 Minuten, danach trocknet man gut ab und führt einige gymnastische Übungen zur Erwärmung durch. Reibesitzbäder aktivieren den Kreislauf und beeinflussen auch das vegetative Nervensystem, was sich ebenfalls günstig auf den niedrigen Blutdruck auswirkt.

Halbbad

Beim *Halbbad* taucht der Körper bis zur Nabelhöhe ins Wasser ein, auch die Beine befinden sich darin. Die Anwendung strengt schon stärker als Fuß- oder Sitzbäder an, wird aber meist gut vertragen; treten Herz-Kreislauf-Beschwerden auf, muß darauf verzichtet werden. Warmen Halbbädern fügt man fertige Rosmarin-Badezusätze zu, die den Blutdruck anregen; die Dauer beträgt 15 Minuten. Zum kalten Halbbad, das nur am gut erwärmten

Körper durchgeführt werden darf, taucht man 10 - 15 Sekunden lang ins Wasser ein, der Oberkörper bleibt dabei bekleidet. Vorher und nachher sorgt man durch Gymnastik für gute Durchblutung des gesamten Körpers. Beim Wechselhalbbad verhält man sich so, wie oben bei Wechselsitzbädern beschrieben.
Es gibt noch verschiedene andere Wasseranwendungen gegen niedrigen Blutdruck. Sie eignen sich aber nur bedingt zur Selbsthilfe und werden stets mit dem Fachmann abgesprochen.

Bürstenmassagen - andere Massagetechniken

Trockenbürsten der Haut

Bürstenmassagen führt man trocken oder kombiniert mit Wasseranwendungen durch. Zum Trockenbürsten der Haut benötigt man eine nicht zu weiche Bürste, einen groben Naturschwamm oder einen Massagehandschuh. Damit wird die Haut kräftig abgebürstet, um die Durchblutung anzuregen. Die Behandlung erfolgt stets Richtung Herz, und zwar zuerst von den Füßen aufwärts zum Leib und dann von den Händen Richtung Schulter; zum Abschluß behandelt man dann Brust und Rücken.

Bürstenbad

Das *Bürstenbad* wirkt etwas stärker, weil zur mechanischen Reibung noch der milde Temperaturreiz des Wassers kommt. Man setzt sich dazu in ein 28 - 32 °C warmes, bis zur Nabelhöhe reichendes Halbbad oder stellt sich unter die auf die gleiche Temperatur eingestellte Dusche und behandelt in der oben angegebenen Reihenfolge mit Schwamm, Bürste oder Massagehandschuh. Zum Abschluß, wenn die Haut gut durchblutet ist, nimmt man 10 Sekunden lang eine kalte Dusche. Im kalten Wasser kann man Bürstenmassagen nicht durchführen, weil sie zu lange dauern und eine Unterkühlung drohte.

Andere Massagen

Nur nach Verordnung vom ausgebildeten Fachmann

Andere Massagen sind wegen ihrer entspannenden Wirkung bei niedrigem Blutdruck nicht immer geeignet und werden grundsätzlich nur nach Verordnung vom ausgebildeten Fachmann durchgeführt. Für den Hausge-

Streichmassage

brauch eignet sich lediglich die kräftige Streichmassage mit festem Druck der Hände, die in der gleichen Reihenfolge wie die Bürstenmassage durchgeführt wird, aber schwächer als diese wirkt. Hauptsächlich entleert sie Blutstauungen in den Venen, sorgt also dafür, daß wieder mehr Blut in den übrigen Kreislauf gelangt.

Bei Krampfadern Venen ausstreichen

Bei Krampfadern, in denen viel Blut gestaut wird, empfiehlt es sich, mehrmals täglich die Venen der Unterschenkel auszustreichen. Dazu umfaßt man zunächst nicht zu fest den rechten Fußknöchel mit beiden Händen und streicht langsam das Bein empor zur Leistenbeuge, danach in gleicher Weise am linken Bein. Nicht erlaubt ist diese Behandlung bei Venenentzündungen und Thrombosen.

Abhärtende Luftbäder

Luftbad mit gymnastischen Übungen kombinieren

Der Reiz, den die Luft auf den unbekleideten Körper ausübt, regt die Durchblutung mild an und härtet allgemein ab. Man muß sich Schritt für Schritt daran gewöhnen, sonst droht eine Unterkühlung. Am besten kombiniert man das Luftbad mit gymnastischen Übungen, die zusätzlich den Kreislauf aktivieren.

Ungeübte beginnen mit dem Luftbad im beheizten, bei warmen Außentemperaturen natürlich unbeheizten Zimmer, in dem sie sich 2mal täglich je 20 - 30 Minuten lang unbekleidet aufhalten. Nach Gewöhnung wird in der kühleren Jahreszeit die Heizung abgedreht. Außerhalb der Heizperiode geht man gleich zum nächsten Schritt über, indem man das Fenster des Raums öffnet. Schließlich kann man bei jeder Witterung unbekleidet im Freien ein Luftbad nehmen, bei dem man sich ausgiebig bewegt. Bei kühlen Außentemperaturen dauert es nur kurze Zeit (man darf nie dabei frösteln), bei warmem Wetter kann man beliebig lange an der frischen Luft bleiben.

Luftbäder müssen regelmäßig Tag für Tag durchgeführt werden, sonst erzielt man nie eine ausreichende Wirkung auf die Blutdruckregulation. Unabhängig von Luftbädern sollte man darauf achten, daß die Raumtemperatur nicht zu hoch liegt, sonst erschlaffen die Blutgefäße und der Blutdruck sinkt. In Arbeitsräumen genügen 19 - 20 °C, in Wohnräumen 21 - 22 °C, lediglich im Badezimmer können bis 24 °C angebracht sein. Schlafen sollte man grundsätzlich nur im ungeheizten Zimmer. Kälteempfindliche Menschen, denen die obigen Temperaturen zu niedrig sind, werden durch Wasseranwendungen und Luftbäder bald so weit kommen, daß sie die überheizten Räume als unangenehm empfinden und die Heizung drosseln.

Raumtemperatur nicht zu hoch

Bewegungs- und Atemtherapie

Unerläßlich zur Hebung des niedrigen Blutdrucks sind Gymnastik und Sport. Dadurch wird das Herz gekräftigt, die Durchblutung verbessert und die Gefäßregulation trainiert. Zugleich vertieft man die Atmung, was sich ebenfalls günstig auf den niedrigen Blutdruck auswirkt. Verstärken läßt sich das noch durch spezielle Atemübungen.

Gymnastik für jeden Tag

Gymnastik muß möglichst viele Muskeln beanspruchen

Die Grundlage des Bewegungsprogramms bildet die Gymnastik. Sie muß möglichst viele Muskeln beanspruchen, damit man eine ausreichende Kreislaufwirkung erzielt. Deshalb werden stets Arm-, Bein-, Bauch- und Rückenübungen absolviert, wobei sich die Streckübungen besonders günstig bei Hypotonie auswirken.

2mal täglich

Trainiert wird mindestens 2mal täglich, und zwar morgens gleich nach dem Erwachen und abends vor dem Schlafengehen. Bei Bedarf kann man auch im Lauf des Tages zwischendurch noch einige Übungen durchführen, um den Kreislauf anzuregen. Ungeübte beginnen mit 2mal 5 Minuten und steigern allmählich entsprechend ihrem Leistungszuwachs auf mindestens 2mal 10 Minu-

ten am Tag. Die Übungen führt man unter offenem Fenster, auf dem Balkon oder im Freien durch.
Das Gymnastikprogramm stellt man nach einem speziellen Buch zusammen, aus dem die Übungen ausgewählt werden, die persönlich am besten zusagen. Ein solches Programm kann zum Beispiel folgendermaßen aussehen:

Beispielprogramm

- Morgens nach dem Aufwachen im Liegen ausgiebig dehnen, räkeln und strecken. Danach in Rückenlage die Beine senkrecht nach oben strecken und 1 Minute lang im Bett „radfahren". Das bringt den Blutdruck so gut in Gang, daß man meist ohne Beschwerden aufstehen kann.
- In aufrechter Körperhaltung stehen, die Arme hängen seitlich locker herab. Auf die Zehenspitzen stellen und gleichzeitig beide Arme senkrecht nach oben führen; kurz in dieser Haltung bleiben und wieder zurück in die Ausgangsstellung gehen. Das Wippen auf den Zehen mit Heben und Senken der Arme wiederholt man 20mal.
- Aufrecht stehen und die locker herabhängenden Arme seitlich waagrecht anheben. Die Ellbogen beugen, die Unterarme nach vorne führen und gleichzeitig beide Hände zur Faust ballen; die Fäuste berühren sich vorne über dem Brustbein. Kurz in dieser Haltung bleiben, dann in die Ausgangsstellung zurückkehren, insgesamt 20mal hintereinander.
- In aufrechter Haltung beide Arme seitlich waagrecht ausstrecken und in den Schultern kreisen lassen, zunächst 10mal nach vorne, dann 10mal nach hinten.
- Auf eine Decke am Boden setzen, mit den Händen seitlich vom Gesäß abstützen und beide Beine mit fest auf dem Boden stehenden Füßen anwinkeln. Die Beine anheben, nach vorne oben ausstrecken und wieder anwinkeln, gleichzeitig die Arme senkrecht nach oben über den Kopf heben und wieder in die Ausgangsstellung zurückführen, insgesamt 10- bis 15mal.
- Auf einen Hocker setzen und die Arme seitlich locker herabhängen lassen. Beim Einatmen streckt man den Rücken, wölbt den Brustkorb vor und hebt beide Ar-

me senkrecht nach oben; beim Ausatmen rundet sich der Rücken, der Brustkorb sinkt ein, und die Arme schwingen locker herunter. Diese Übung wiederholt man 15- bis 20mal.

Dieses einfache Programm, regelmäßig jeden Tag morgens und abends (am Abend ohne Räkeln und „Radfahren" im Liegen) absolviert, verbessert und stabilisiert den Blutdruck im Lauf der Zeit spürbar. Es kann durch beliebige andere Übungen erweitert oder ersetzt werden.

Nie überanstrengen

Anfangs gelingen die Übungen meist nicht genau in der beschriebenen Form, weil man durch Trainingsmangel zu unbeweglich geworden ist, allmählich geht es aber immer besser und besser. Erzwingen darf man das nicht, sonst drohen Verletzungen. Auch darf man sich beim Üben nie überanstrengen, das schadet der Gesundheit und bessert den Blutdruck nicht.

Gymnastische Übungen führt man auch durch, um die Muskeln und Gelenke vor dem Sport zu lockern und „anzuwärmen", also ihre Durchblutung zu steigern.

Sportliches Ausdauertraining

Regelmäßige Gymnastik kann für ungeübte, geschwächte und kranke Menschen zum Kreislauftraining genügen. Sobald wie möglich sollte sie aber durch Ausdauersport ergänzt werden, der stärker wirkt. Training der Ausdauer bedeutet, daß es nicht auf kurze körperliche Höchstleistungen ankommt, sondern auf Steigerung des körperlichen Leistungsvermögens.

Maßvolles, aber regelmäßiges Training ohne Überforderung

Das erfordert maßvolles, aber regelmäßiges Training ohne Überforderung entsprechend der körperlichen Leistungsfähigkeit. Dabei muß mindestens 1/7 der gesamten Skelettmuskulatur beansprucht werden, was man durch alle Sportarten erreicht, bei denen die Beinmuskeln trainiert werden.

Das persönliche Leistungsvermögen soll beim Sport zu etwa 2/3 ausgeschöpft werden. Das erkennt man an der Steigerung der Pulsfrequenz auf 170 - 180 Schläge pro Minute minus Lebensalter (bei einem 40jährigen also 130 - 140). Wenn man den Puls während des Trainings nicht zwischendurch kontrollieren oder durch einen elektronischen Pulsmesser überwachen lassen will, gilt

Faustregel

die Faustregel: Die Beanspruchung reicht aus, wenn man dabei leicht außer Atem gerät, sich aber noch problemlos unterhalten könnte. Für kranke Menschen bestimmt immer der Therapeut das Ausmaß der erlaubten körperlichen Beanspruchung.

Mindestens 3mal wöchentlich

Sport wird mindestens 3mal wöchentlich durchgeführt. Anfänger beginnen mit jeweils 10 Minuten und steigern allmählich auf 3mal 30 Minuten. Das genügt zum Dauertraining, kann aber mit zunehmender Leistungsfähigkeit noch verbessert werden. Jede Überforderung ist zu vermeiden; man spürt sie daran, daß man sich nach dem Training nicht frisch und fit, sondern schlapp und abgespannt fühlt.

Gymnastische Übungen

Vor den sportlichen Übungen „wärmt" man Muskeln und Gelenke durch etwas Gymnastik an, hinterher „entmüdet" man die Muskulatur durch einige gymnastische Übungen, ehe man unter die zunächst lauwarme, zum Abschluß kurz kalte Dusche geht. Grundsätzlich wird immer im Freien trainiert, nur bei sehr schlechtem Wetter im Haus bei offenem Fenster. Dabei leisten Heimtrainer wie Zimmerfahrrad, Rudermaschine oder Minitrampolin gute Dienste.

Die Sportart richtet sich nach der persönlichen Vorliebe. Grundsätzlich ist jeder Ausdauersport geeignet, der die eingangs genannten Voraussetzungen erfüllt. Vor allem die folgenden Sportarten können bei Hypotonie empfohlen werden:

Gehen

Flottes Gehen

Durch gemächliche Spaziergänge wird der Blutdruck kaum angeregt (obwohl sie immer noch besser als überhaupt keine Bewegung sind), man muß schon ein flotteres Tempo vorlegen. Ungeübte beginnen mit der üblichen Geschwindigkeit von etwa 5 km pro Stunde, das Trainingsziel besteht darin, dieses Tempo auf 7 - 8 km zu steigern. Zum Dauertraining geht man dann mindestens 3mal wöchentlich je 3,5 - 4 km in jeweils 30 Minuten.

Dauerlauf

Dauerlauf (Jogging)
Beim Joggen liegt das Lauftempo für Geübte höher als beim flotten Gehen, darf aber nicht übertrieben werden. Anzustreben sind 10 - 12 km pro Stunde; wenn man in diesem Tempo 3mal wöchentlich je 1/2 Stunde lang läuft, genügt das als Dauertraining. Unerläßlich sind gute Laufschuhe, die man im Fachgeschäft kauft, und die richtige Lauftechnik, die unter Anleitung eines erfahrenen Trainers (Sportclub, Lauftreff) erlernt wird. Vor Beginn des Trainings soll durch Untersuchung geklärt werden, ob Einschränkungen beim Joggen zu beachten sind. Anfänger beginnen am besten mit 3mal 1 Minute Joggen pro Woche und steigern jede Woche um 1 Minute, bis sie nach 30 Wochen 3mal wöchentlich 1/2 Stunde durchlaufen können.

Radfahren

Radfahren
Radfahren eignet sich gut zum Training, weil man dabei viele Muskeln beansprucht, im Gegensatz zum Joggen aber die Bein- und Fußgelenke entlastet. Das Trainingsziel besteht darin, 20 km in 80 - 90 Minuten zurückzulegen, und das regelmäßig mindestens 3mal pro Woche. Ungeübte beginnen mit 2 km Fahrstrecke in 8 - 9 Minuten und steigern Woche um Woche entsprechend der verbesserten Leistungsfähigkeit, bis sie ab der 11. Woche das obige Ziel erreicht haben.
Wenn man bei sehr schlechtem Wetter nicht aus dem Haus will, trainiert man unter offenem Fenster auf dem Zimmerfahrrad. Gut trainierte Radfahrer können auch längere Touren unternehmen.

Schwimmen

Schwimmen
Auch beim Schwimmen werden die Gelenke gut entlastet. Außerdem wirkt neben der Bewegung noch der Temperaturreiz des Wassers auf die Gefäßregulation, so daß man bei niedrigem Blutdruck eine besonders gute Wirkung erzielt. Das Training beginnt mit 3mal wöchentlich 3 Minuten; innerhalb von 8 Wochen nimmt die Leistungsfähigkeit im allgemeinen so zu, daß man dann

3mal wöchentlich 500 m schwimmen kann, was zum ständigen Training genügt. In der wärmeren Jahreszeit geht man möglichst ins Freibad, ansonsten wird im Hallenbad trainiert.

Vor Beginn des Bewegungsprogramms den Therapeuten befragen

Eine der hier genannten Ausdauersportarten eignet sich für nahezu jeden Menschen. Im Zweifel befragt man vorher den Therapeuten. Er sollte ohnehin von allen über 35 Jahre, die längere Zeit nicht mehr sportlich aktiv waren, vor Beginn des Bewegungsprogramms zur Untersuchung aufgesucht werden, damit die individuelle Belastbarkeit festgestellt und beim Training berücksichtigt werden kann.

Auch im Alltag bewegen

Neben dem Training 3mal wöchentlich nützt man im Alltag jede Möglichkeit zur Bewegung, die sich oft zwanglos ergibt. So kann man zum Beispiel kürzere Wege zu Fuß oder mit dem Fahrrad zurücklegen, auf Rolltreppen und Aufzüge verzichten und nach Feierabend oder am Wochenende ausgedehnte Wanderungen und Radtouren unternehmen. Der Sport soll ja nicht allein um der Gesundheit willen betrieben werden, sondern zum Hobby werden, das Spaß macht und soziale Kontakte fördert, wenn man in einer Gruppe (Freundes-, Kollegenkreis, Sportverein) trainiert.

Tiefatmung aktiviert den Kreislauf

Auch die Atmung nimmt Einfluß auf den Kreislauf. Die Sogwirkung der Lungen sorgt vor allem für eine bessere Entleerung der Venen, so daß mehr Blut in den übrigen Gefäßen zur Verfügung steht, außerdem wird die Herztätigkeit von der Atmung beeinflußt. Deshalb kann man den niedrigen Blutdruck durch Atemübungen bessern. Das ist besonders wichtig, weil heute über die Hälfte der Bewohner westlicher Industriestaaten falsch atmen; verbreitet ist vor allem die hektisch-oberflächliche Kurzatmung.

Den niedrigen Blutdruck durch Atemübungen verbessern

Durch ausreichende Bewegung an der frischen Luft erzielt man im Lauf der Zeit schon eine Vertiefung der

Atmung, weil der vermehrte Sauerstoffbedarf bei körperlicher Anstrengung die Atmung zwangsläufig beschleunigt und das Zwerchfell als wichtigsten Atemmuskel kräftig. Das genügt oft zum Training der Atemfunktionen. Bei Bedarf kann man zusätzlich regelmäßig Atemübungen durchführen. Dabei ist Vorsicht geboten, denn falsche Atemgymnastik verschlimmert die Fehlatmung. Deshalb sollten geeignete Übungen nur nach Erlaubnis und unter Anleitung des Fachmanns erlernt und dann selbständig durchgeführt werden, bis die ruhige, tiefe Atmung selbstverständlich geworden ist. Bei organischen Erkrankungen der Atmungsorgane und/oder des Herz-Kreislauf-Systems sind Atemübungen unter Umständen verboten.

Falsche Atemgymnastik verschlimmert die Fehlatmung

Wir verzichten darauf, einzelne Übungen anzugeben, dazu befragt man den Therapeuten. Im allgemeinen genügt es, wenn man täglich 2-bis 3mal mit je 10 - 15 Atemzügen trainiert. Jede Übertreibung kann schaden und die Atemfehlhaltung verstärken.

Entspannungstraining

Eine Harmonisierung und Vertiefung der Atmung ohne bewußte, willentliche Übung erreicht man auch beim Entspannungstraining, denn tiefe Entspannung beeinflußt immer auch den Atemrhythmus günstig. Man läßt dabei einfach die Atmung kommen und gehen und findet so allmählich zum natürlichen, individuell richtigen Atemrhythmus zurück.

Ausgeglichene Ernährung und Lebensführung

Vollwertige Kost, die dem Körper alle notwendigen Nähr- und Vitalstoffe zuführt, beeinflußt den niedrigen Blutdruck zwar nicht unmittelbar, schafft aber allgemein die Voraussetzungen für stabile Gesundheit. Indirekt wirkt sich das auch auf die Kreislaufregulation aus. Sinngemäß gilt das für ausgeglichene Lebensführung und maßvollen Umgang mit Genußmitteln.

Grundsätze der vollwertigen Kost

Die heute übliche Ernährung enthält oft zu viele Kalorien und tierische Nahrungsmittel, aber zu wenig pflanzliche Kost mit Vitalstoffen. Deshalb kann es trotz ausreichender Nahrungszufuhr zu Mangelzuständen kommen. Sie stören auch den Blutdruck und die Herztätigkeit. Allerdings ist die Gefahr größer, durch Fehlernährung an Arterienverkalkung, hohen Blutfettwerten und Bluthochdruck zu erkranken. Dennoch sollte man auch bei Hypotonie die falsche Zivilisationskost umstellen. Dazu gibt es genügend praktische Ratgeber mit vielen Rezepten und Speiseplänen, so daß wir uns im Rahmen dieses Buchs auf die Grundsätze der Vollwertkost beschränken können.

Auch bei Hypotonie die falsche Zivilisationskost umstellen

Weniger Kalorien und Fette

Die heute übliche Kalorienzufuhr übersteigt den Bedarf oft erheblich. Das steht in engem Zusammenhang mit der übermäßigen Fettzufuhr, denn Fette sind im Vergleich zu anderen Nährstoffen besonders kalorienreich. Gesunde Kost vermindert die Fettversorgung auf insgesamt etwa 60 g am Tag, davon ungefähr 40 g als Koch- und Streichfett, und verringert dadurch die Kalorienzufuhr.

Etwa 60 g Fett pro Tag

Pflanzliche Fette und Öle

Bevorzugt werden hochwertige pflanzliche Fette und Öle verwendet, deren hochungesättigte Fettsäuren Herz und Gefäße schützen. Wenn noch eine weitere Kalorieneinsparung erforderlich ist, streicht man vor allem denaturierte Kohlenhydrate (siehe dort) und ersetzt sie durch Obst. Im Durchschnitt benötigt man heute bei normaler körperlicher Beanspruchung täglich nicht mehr als 2100 - 2600 Kalorien.

Weniger tierische Nahrungsmittel

Fleisch- und Fischwaren sind zur gesunden Ernährung überflüssig. Wenn man sich nicht ganz vegetarisch er-

Fleisch- und Fischwaren sind zur gesunden Ernährung überflüssig

nähren will (was zwar gesund, aber nicht jedermanns Geschmack ist), reduziert man die tierischen Produkte erheblich; man sollte nicht häufiger als 1mal am Tag, besser nur 2- bis 4mal wöchentlich Fleisch- und Fischwaren verzehren. Der Eiweißbedarf wird zuverlässig durch Milch, gesäuerte Milchprodukte, 1 – 3 Eier pro Woche und pflanzliche Eiweißträger (vor allem Hülsenfrüchte) gedeckt.

Mehr Rohkost

Rohkost gehört zu jeder Mahlzeit

Pflanzliche Rohkost enthält als naturbelassene Nahrung den höchsten Anteil an Vitalstoffen, die beim Erhitzen teilweise zerstört werden. Deshalb gehört Rohkost zu jeder Mahlzeit. Sie wird immer vor den gekochten Speisen verzehrt, weil sie dann am besten wirkt. Insgesamt soll der Rohkostanteil an der gesamten Ernährung täglich mindestens 30 %, besser bis zu 50 % betragen. Salate, Gemüserohkost, frisches Obst und Müsli aus vollem Korn stehen im Mittelpunkt, nicht zu vergessen die naturbelassenen Obst- und Gemüsesäfte.

Keine denaturierten Kohlenhydrate

Zucker und andere Süßigkeiten sowie Back- und Teigwaren aus Weißmehl meiden

Zu den denaturierten Kohlenhydraten, die fast nur noch Kalorien, aber kaum Vitalstoffe enthalten, gehören insbesondere Zucker und andere Süßigkeiten sowie Back- und Teigwaren aus Weißmehl. Auf solche Nahrungs- und Genußmittel verzichtet man möglichst ganz, allenfalls aus besonderem Anlaß können sie gelegentlich einmal verzehrt werden.

Alternativen

Als Alternativen zu Süßigkeiten eignen sich mäßig Honig und Obst mit natürlichem Zuckergehalt, Back- und Teigwaren werden heute in großer Auswahl aus vollem Korn angeboten und sollten in dieser Form bevorzugt werden.

Wenn man diese wenigen Grundregeln der Vollwertkost strikt beachtet und die Lebensmittel dann auch noch

Die Nahrung gut würzen

schonend mit wenig oder ohne Fett zubereitet, ernährt man sich richtig und schützt die Gesundheit optimal. Speziell gegen Hypotonie hilft es, wenn man die Nahrung gut würzt. Dazu kommen in erster Linie einheimische Kräuter in Frage. Auch Kochsalz ist bei niedrigem Blutdruck wichtig, aber mehr als 5 - 6 g täglich (üblich sind heute 12 - 15 g und mehr) nimmt man nicht zu sich, sonst schadet das Salz der Gesundheit.

Gesundheitsbewußte Ernährung fördert das Wohlbefinden und erhöht die Widerstandskraft gegen Streß

Gesundheitsbewußte Ernährung fördert das Wohlbefinden und erhöht die Widerstandskraft gegen körperlichen und geistig-seelischen Streß. Viele Gesundheitsstörungen lassen sich auf diese Weise beheben, ehe daraus eine Krankheit entsteht. Auch die Blutdruckregulation wird durch Vollwertkost indirekt günstig beeinflußt, obwohl man allein von der Ernährungsumstellung noch keine deutliche Besserung der Hypotonie erwarten darf.

Verzicht auf Genußmittel

Über Genußmittel berichteten wir weiter vorne schon ausführlich. Grundsätzlich läßt sich ihr Konsum mit gesundheitsbewußter Lebensführung nicht vereinbaren. Man verzichtet deshalb darauf, außer bei besonderen Gelegenheiten.

Kaffee und Schwarztee

Für Kaffee und Schwarztee gilt bei Hypotonie keine so strenge Einschränkung, denn sie kurbeln wegen ihres Koffeingehalts den Blutdruck an. Mißbrauchen darf man sie deshalb wegen möglicher Folgen für die Gesundheit aber nicht. Gegen 1, höchstens 2 Tassen nicht zu starken Kaffee oder Tee am Morgen und 1 weitere Tasse am Mittag bestehen keine Bedenken. Morgens kann es sogar sinnvoll sein, die 1. Tasse noch vor dem Aufstehen zu trinken. Wenn man sie nicht von einem Angehörigen ans Bett gebracht bekommt, sollte man den Kaffee oder Tee am Abend zubereiten und in einer Thermoskanne neben das Bett stellen. Inzwischen gibt es auch Kaffeemaschinen, die man abends vorprogrammieren kann, so daß der Kaffee pünktlich beim Aufstehen fertig ist.

Sekt

Mäßig Sekt oder Champagner (nicht mehr als 0,1 - 0,2 l) kann wegen des Kohlensäuregehalts ebenfalls den Blutdruck anregen und bei guter Verträglichkeit sogar schon morgens getrunken werden. Dann darf man im Tagesverlauf aber keinen Alkohol mehr zu sich nehmen. Notwendig ist der „Kreislaufsprudel", wie man Sekt volkstümlich auch nennt, jedoch nicht zur Blutdruckanregung.

Fleischbrühen sind nicht unbedenklich für die Gesundheit

Im weiteren Sinn gehören auch Fleischbrühen zu den Genußmitteln. Wegen ihres meist hohen Salzgehalts können sie den Blutdruck steigern, sind aber nicht unbedenklich für die Gesundheit. Die Empfehlung, morgens zum Frühstück 1 - 2 Tassen der Brühe zu sich zu nehmen, ist deshalb grundsätzlich abzulehnen, allenfalls gelegentlich darf man das befolgen.

Kein Nikotin!

Für alle anderen Genußmittel gilt: Hände weg davon, außer gelegentlich aus besonderem Anlaß. Auf Nikotin muß strikt verzichtet werden, sonst kann sich der niedrige Blutdruck meist nicht dauerhaft stabilisieren.

Entspannung und Streßabbau

Entspannung senkt den Blutdruck, Streß erhöht ihn. Deshalb darf man aber nicht auf Entspannung verzichten und sich zu viel Streß aufbürden. Im Lauf der Zeit führt das zur Erschöpfung mit Blutdruckstörungen, und auch das vegetative Nervensystem wird derart gestört, daß die Blutdruckregulation nicht mehr richtig funktioniert.

Richtiges Verhältnis zwischen Streß und Entspannung

Es kommt auf das richtige Verhältnis zwischen Streß und Entspannung an. Die Volksmedizin empfiehlt dazu seit alters: 8 Stunden Arbeit (Streß), 8 Stunden Erholung und 8 Stunden Schlaf. Dem muß man zwar nicht buchstabengetreu folgen, aber ungefähr sollte man sich danach schon richten.

Entspannung bedeutet übrigens keinesfalls Inaktivität, wie oft angenommen wird. Das stundenlange passive Fernsehen kann zum Beispiel erheblichen Streß verursachen, während ein Hobby oder der Sport, mit Freude betrieben, trotz der damit verbundenen Aktivitäten gut erholen.

Was ist Entspannung?

Im engeren Sinn versteht man unter Entspannung bestimmte Übungen, die vorübergehend einen tiefen Zustand der Entspannung von Körper, Geist und Seelenleben herbeiführen. Danach erhebt man sich frisch und erholt. Bei konsequentem Training trägt die Entspannung viel dazu bei, daß alle vom vegetativen Nervensystem gesteuerten Körperfunktionen wieder ungestört ablaufen, auch die Kreislaufregulation. Letztlich erzielt man durch Entspannung also trotz vorübergehender Blutdrucksenkung auf Dauer eine Besserung der Hypotonie.

Andauernde Besserung der Hypotonie

Das Angebot an Entspannungskursen ist heute sehr groß. Volkshochschulen, Krankenkassen und andere Institutionen bieten Gruppenkurse in autogenem Training, Yoga, transzendentaler Meditation und anderen Techniken an. Ferner kann man in Gruppen- oder Einzelkursen bei niedergelassenen Therapeuten die Entspannung erlernen. Zum Selbstlernen gibt es viel Literatur. Dabei muß man aber auf fachmännische Anleitung verzichten und begeht leichter Fehler beim Training. Deshalb sollte man stets einen Kurs besuchen und zu Hause regelmäßig 1- bis 2mal täglich selbständig üben, das führt zum bestmöglichen Erfolg. Nur wenn beim besten Willen keine Gelegenheit für einen Kurs besteht, erlernt man die Entspannung selbständig.

Für welche Technik man sich entscheidet, richtet sich nach der persönlichen Vorliebe. Autogenes Training hat sich oft gut bewährt, aber auch die anderen Methoden sind gut geeignet. Es kommt weniger auf die Technik, sondern auf regelmäßiges Üben an.

Regelmäßiges Entspannungstraining bietet auch einigen Schutz vor Streßschäden

Regelmäßiges Entspannungstraining bietet auch einigen Schutz vor Streßschäden, weil es die Widerstandskraft gegen Belastungen erhöht und durch Harmonisierung des vegetativen Nervensystems überschießenden Streßreaktionen vorbeugt. Dennoch darf man sich natürlich nicht zu viel zumuten, sondern sollte jeden überflüssigen Streß abbauen. Das gilt sowohl für den beruflichen Bereich als auch für vermeidbare Konflikte und Probleme im Privatleben. Wenn man die eigene Lebenssituation selbstkritisch unter die Lupe nimmt, findet man dafür wohl immer genügend Ansatzpunkte. Mit der Streßentlastung können sich allmählich die Herz-Kreislauf-Funktionen normalisieren, und die Erschöpfung durch ständige Überforderung wird vermieden.

Schließlich lassen sich durch Entspannungstraining – verbunden mit positiver Selbstbeeinflussung – auch seelische Ursachen der Hypotonie überwinden. Darüber berichten wir später noch ausführlich.

Ausreichend guter Schlaf

Genügend Schlaf ist für die Herz-Kreislauf-Funktionen ebenso wichtig wie die Entspannung. Aber gerade mit dem tiefen Schlaf haben Hypotoniker wegen nächtlicher Hirnblutleere oft ihre Schwierigkeiten, wie weiter vorne schon erklärt wurde. Dagegen dürfen aber keine Schlafmittel eingenommen werden, denn sie könnten den Blutdruck noch weiter absenken und sogar zu paradoxen Erregungszuständen führen. Blutdrucksteigernde Medikamente rufen zum Teil aber auch Schlafstörungen hervor, weil sie den Sympathikus anregen. Nur pflanzliche Schlafmittel mit Baldrian und Hopfen als beruhigenden Wirkstoffen, ergänzt durch Weißdorn und Mistel zur Herz-Kreislauf-Stabilisierung, können bei Hypotonie das Ein- und Durchschlafen fördern. Auch bei längerem Gebrauch muß man davon keine Abhängigkeit wie von den chemischen Schlafmitteln befürchten.

Keine Schlafmittel einnehmen

Oftmals kommt man aber ganz ohne medikamentöse Schlafhilfen aus, wenn man die folgenden Maßnahmen konsequent durchführt:

Maßnahmen für einen guten Schlaf

- Am späten Nachmittag oder frühen Abend – aber nicht zu kurz vor dem Schlafengehen, damit der Sympathikus durch die Anstrengung nicht zu stark angeregt wird – ausreichend Sport treiben.

- Unmittelbar vor dem Schlafengehen unter offenem Fenster noch einige gymnastische Übungen durchführen, die den Sympathikus nicht reizen, aber den Blutdruck nochmals mild anregen.
- Außerdem kurz vor dem Schlafengehen Wassertreten oder ein Wechselfußbad durchführen, damit sowohl der Schlaf als auch der Blutdruck gefördert werden.
- Im Bett Entspannungsübungen durchführen, die das Einschlafen erleichtern und das Durchschlafen fördern.

Entspannungsübungen auch nachts

Wenn man während der Nacht doch aufwacht, darf man sich nicht willentlich bemühen, wieder in den Schlaf zu sinken, denn das vertreibt ihn bestimmt. Entspannungsübungen verhindern, daß man beim Wachliegen unruhig wird, und leiten das erneute Einschlafen ein. Falls es nicht gelingt, gleich wieder einzuschlafen, kann es sinnvoller sein, das Licht anzuschalten und zu lesen oder sogar aufzustehen und sich abzulenken, bis man wieder müde wird, als mit wachsender Ungeduld im Dunkel auf den Schlaf zu warten. Häufig hilft auch die paradoxe Intention, ein psychologischer Trick, bei dem man sich mit aller Willenskraft vornimmt: „Jetzt bleibe ich die ganze Nacht hellwach" oder „Ich halte meine Augen nun die ganze Nacht offen." Meist sinkt man bei solchen paradoxen Vorstellungen unvermittelt rasch wieder in guten Schlaf.

Ein psychologischer Trick

Medikamentöse Hilfen bei Hypotonie

Zur Behandlung des niedrigen Blutdrucks werden zahlreiche Arzneimittel angeboten, die größtenteils rezeptfrei erhältlich sind. Zur Selbsthilfe kommen aber nur die Naturheilmittel in Frage, von denen auch bei Langzeitgebrauch keine unerwünschten Nebenwirkungen zu befürchten sind. Chemische Medikamente sollten, auch wenn man sie ohne Rezept erhält, nur nach Verordnung so kurz wie möglich eingenommen werden, wenn der

Auch bei Langzeitgebrauch keine unerwünschten Nebenwirkungen

Blutdruck auf andere Heilverfahren nicht zufriedenstellend anspricht.

Bewährte Heilpflanzen

Mistel

Unter den bei Hypotonie empfohlenen Heilpflanzen befindet sich auch die *Mistel,* die man eher zur Behandlung des Bluthochdrucks kennt. Darin ist aber kein Widerspruch zu sehen, denn die Mistel zeichnet sich durch ihre regulierende Wirkung auf den Blutdruck und das Herz-Gefäß-System allgemein aus, kommt also bei beiden Formen der Blutdruckstörung in Frage. Außerdem stabilisiert die Droge das vegetative Nervensystem, was sich ebenfalls günstig auf den niedrigen Blutdruck auswirkt.

Fertige Mistelpräparate enthalten zusätzlich oft Weißdorn, der vor allem das Herz stärkt. Sie werden nach Gebrauchsanweisung über längere Zeit eingenommen. Bei stärkeren Blutdruckstörungen kann der Therapeut die Mistel anfangs injizieren, um eine raschere, deutlichere Wirkung zu erzielen. Die Injektionen harmonisieren auch das vegetative Nervensystem besser als Kapseln und Tropfen.

Weißdorn

Blüten, Früchte und Blätter des *Weißdorns* gelten in der Pflanzenheilkunde als eines der Hauptmittel bei Herz-Kreislauf-Beschwerden. Die damit hergestellten Arzneimittel kräftigen den Herzmuskel, stabilisieren den Blutdruck und lindern nervöse Fehlregulationen, die oft an der Hypotonie beteiligt sind. Auch der Schlaf des Hypotonikers wird durch Weißdorn verbessert, vor allem in Kombination mit Baldrian, Hopfen und Mistel. Die erste spürbare Wirkung setzt meist innerhalb von 3 – 4 Tagen ein und verstärkt sich bei längerer Anwendung. Ältere Hypotoniker können Weißdorn bedenkenlos ständig zum Schutz und zur Stärkung des Herz-Kreislauf-Systems verwenden.

Rosmarin

Den *Rosmarin* lernten wir weiter vorne bereits als Badezusatz kennen. Er wirkt allgemein anregend und reguliert die Spannung und Weite der Blutgefäße, die den Blutdruck mitbestimmt. Innerlich gibt man Rosmarintropfen oft gemeinsam mit Weißdorn; die beiden Drogen ergänzen und verstärken sich in ihrer Wirkung auf den niedrigen Blutdruck. Morgens kann Rosmarin Kaffee oder Schwarztee zur Blutdrucksteigerung überflüssig machen. Man wendet ihn dann innerlich in Form von Tropfen und äußerlich als Badezusatz oder Duschbad an. Da die Anregung durch Rosmarin so stark ausfallen kann, daß der Schlaf behindert wird, darf man die Droge nie nach 17 Uhr äußerlich oder innerlich verwenden. Die anregende Wirkung bedeutet aber nicht, daß man sich aufputscht (wie durch Kaffee oder chemische Arzneimittel), sie kommt auf natürliche Weise zustande und ist völlig ungefährlich.

Besenginster

Zur Selbsthilfe nur bedingt geeignet ist der *Besenginster,* der bei unsachgemäßem Gebrauch erhebliche Herz-Kreislauf-Beschwerden verursachen kann. Er kräftigt das Herz, normalisiert den Herzrhythmus, stabilisiert und erhöht den niedrigen Blutdruck. Dazu werden die fertigen Medikamente teilweise mit Weißdorn kombiniert. Besonders gut sprechen Blutdruckstörungen, die im Zusammenhang mit Wettereinflüssen stehen, auf Besenginster an. Die vorgeschriebene Dosierung muß genau eingehalten werden, um Nebenwirkungen zu vermeiden.

Ginseng

Abschließend sei noch der *Ginseng* genannt, eine Wurzeldroge aus Korea, die dort in der Heilkunde seit alters in hohem Ansehen steht. Sie zeichnet sich durch allgemein kräftigende, stabilisierende Wirkung aus und trägt mit dazu bei, den niedrigen Blutdruck anzuheben und zu stabilisieren. Insbesondere bei Hypotonie durch Überanstrengung und Erschöpfung hat sich Ginseng gut bewährt, am besten kombiniert mit Weißdorn. Ausreichende Wirkung darf man nur von der koreanischen, 6 – 7 Jahre alten Ginsengwurzel erwarten, denn nur sie enthält genügend Wirkstoffe. Die Kur dauert mindestens 30 Tage, die Tagesdosis liegt zwischen 0,5 und 1 g Ginseng.

Nur die koreanische Ginsengwurzel wirkt ausreichend

Homöopathische Arzneimittel

Die Homöopathie, vor rund 200 Jahren von dem deutschen Arzt Samuel Hahnemann eingeführt, steht heute im Mittelpunkt der natürlichen Heilverfahren. Obwohl sie von der Schulmedizin noch nicht anerkannt wird, setzen auch Ärzte sie inzwischen vermehrt ein. Auch bei Langzeitgebrauch drohen von homöopathischen Mitteln nie unerwünschte Nebenwirkungen.

Wirkungsprinzip der Homöopathie

Das Wirkungsprinzip der Homöopathie ist einfach. Sie verwendet hochverdünnte pflanzliche, tierische, mineralische oder chemische Substanzen, die unverdünnt bei Arzneimittelprüfungen an Gesunden Symptome hervorriefen, die denen einer Krankheit soweit wie möglich ähneln. Diese Arzneistoffe wirken bei richtiger Auswahl als schwacher Reiz, der gezielt die Selbstheilungskräfte gegen die Krankheitsursachen anregt. Die Medikamente unterdrücken also keine Symptome, sondern geben dem Organismus den Anstoß, die Erkrankung aus eigener Kraft zu überwinden. Das dauert meist etwas länger und kann vorübergehend sogar zur Verschlimmerung der Beschwerden als Zeichen der Wirkung führen, hilft auf lange Sicht aber am besten.

Nur bedingt als Selbsthilfe

Trotz ihrer Vorzüge kommt Homöopathie nur bedingt zur Selbsthilfe in Betracht. Die Auswahl der individuell am besten geeigneten Wirkstoffe in der richtigen Verdünnungsstufe (Potenz) und die im Verlauf der Therapie oft notwendige Anpassung der Verordnung an die Reaktionen des Patienten erfordert Fachwissen und Erfahrung. Man kann homöopathische Mittel nicht einfach schematisch anwenden, sondern muß sie auf den einzelnen Patienten abstimmen, gerade darin liegt eine der Stärken der Homöopathie. Die folgenden Angaben sind deshalb nicht als Empfehlungen zur Selbstbehandlung, sondern als Beispiele zu verstehen. Der Therapeut kann je nach Einzelfall auch ganz andere Mittel verordnen.*

*) Für den, der mehr über die Wirkungen der Homöopathie erfahren möchte, empfehlen wir das ebenfalls im Dr. Werner Jopp Verlag erschienene Buch „Klassische Homöopathie – Heilen nach einem bewährten Naturgesetz" von Josef Rau (ISBN 3-926955-19-8).

Sepia

Sepia (Inhalt des Beutels der Tintenfische)
Sepia eignet sich bevorzugt für Hypotoniker, die zu Depressionen, Ängsten und Stimmungsschwankungen neigen und deren Beschwerden sich morgens, abends und im Zusammenhang mit den Mondphasen verschlimmern. Besonders Frauen sprechen darauf gut an, wenn der Blutunterdruck mit hormonellen Veränderungen (vor allem in den Wechseljahren) in Beziehung steht. Auch bei Blutwallungen zum Kopf und Blutstauungen in den Venen kann Sepia nützlich sein.

Spartium

Spartium (Besenginster)
Die schon bei den Heilpflanzen genannte Droge hilft auch in homöopathischer Zubereitung bei Hypotonie. Vorwiegend wird sie eingesetzt, wenn der niedrige Blutdruck von Herzklopfen, Herzstichen und Angstgefühlen begleitet wird und die Beschwerden sich beim Liegen auf der linken Körperseite verschlimmern.

Strychninum nitricum

Strychninum nitricum (Strychninnitrat)
Die giftige Strychninverbindung wirkt in homöopathischer Verdünnung auf das Kreislaufzentrum. Empfohlen wird sie bei Hypotonie mit Kältegefühl im Rücken und in den Beinen, Neigung zum Ausbruch von kaltem Schweiß, Krämpfen der Glieder und seelisch-geistigen Erschöpfungszuständen.

Tabacum

Tabacum (Tabakblätter)
Homöopathisch zubereitete Tabakblätter beeinflussen günstig das zentrale und vegetative Nervensystem. Sie kommen bei niedrigem Blutdruck mit Neigung zum Kollaps, starkem Herzklopfen, Herzangst, Schwindelanfällen, Ohrensausen und feuchtkalten Gliedern in Frage.
Das war aber nur eine kleine Auswahl möglicher homöopathischer Wirkstoffe, die der Fachmann bei Hypotonie verordnen kann. Zum Teil werden auch homöopathisch zubereitete *Organextrakte* verwendet, von denen im Gegensatz zu Frisch-und Trockenzellen keine Nebenwirkungen zu befürchten sind, insbesondere Nebennieren-

Homöopathisch zubereitete Organextrakte

rinde und Sympathikus. Sie wirken tiefgreifend gegen Störungen dieser Organe, die bei niedrigem Blutdruck oft eine Rolle spielen. Oft spritzt man die Zellzubereitungen ein.

Homöopathische Komplexmittel

Zur Selbsthilfe in leichteren Fällen kommen allenfalls versuchsweise *homöopathische Komplexmittel* in Frage. Sie enthalten mehrere Einzelwirkstoffe, die sich in der Praxis oft bewährt haben und einander ergänzen und verstärken. Deshalb läßt sich auch dann eine ausreichende Wirkung erzielen, wenn sich das individuell richtige Einzelmittel nicht darunter befindet. Allerdings ist die Komplexhomöopathie unter Fachleuten umstritten. Ein Versuch lohnt sich, bleibt die Wirkung aus, muß aber doch die individuelle Therapie mit dem richtigen Einzelmittel durchgeführt werden. Komplexmittel erhält man unter verschiedenen Handelsnamen rezeptfrei in Apotheken.

Blutdrucksteigernde chemische Arzneimittel nur für den Notfall

Die chemischen Mittel wirken meist schneller und stärker

Im Vergleich zu den bisher vorgestellten Naturheilverfahren, die den Blutdruck schonend, aber anhaltend erhöhen, wirken die chemischen Mittel meist schneller und stärker. Dafür müssen zum Teil erhebliche Nebenwirkungen in Kauf genommen werden. Sie lassen sich nur rechtfertigen, wenn der Blutdruck bedrohlich abgefallen ist oder erhebliche Beschwerden auftreten, bei denen die natürlichen Heilmittel nicht ausreichend wirken. Nach Besserung des Zustands stellt man dann aber möglichst bald auf Naturheilmittel um, die sich zur oft notwendigen Langzeittherapie eignen.
Viele chemische Antihypotonika sind rezeptfrei erhältlich. Das bedeutet aber nicht, daß man sie gefahrlos zur Selbsthilfe verwenden könnte. Grundsätzlich sollen auch nicht rezeptpflichtige Mittel nur nach Verordnung

Nur nach Verordnung unter ständiger Kontrolle des Therapeuten verwenden

unter ständiger Kontrolle des Therapeuten verabreicht werden. Treten unerwünschte Nebenwirkungen auf, muß das Medikament nach Rücksprache mit dem Fachmann oft abgesetzt werden. Einige der am häufigsten verordneten chemischen Wirkstoffe wollen wir nun kurz vorstellen.

Einige chemische Wirkstoffe

Epinephrin

- *Epinephrin* (Adrenalin), das Hormon des Nebennierenmarks, wird auch als Arzneimittel verwendet; es steigert die Pulsfrequenz und verengt die Gefäße, so daß sich der niedrige Blutdruck rasch erhöht. Wegen seiner erheblichen Nebenwirkungen kommt es hauptsächlich bei Notfällen (Kreislaufschock) mit zusammenbrechendem Kreislauf zur Anwendung, nie zur längeren Behandlung der Hypotonie.

Dopamin

- *Dopamin,* ein Überträgerstoff (Neurotransmitter) im zentralen Nervensystem, regt den Sympathikus stark an und steigert dadurch die Herzfrequenz und den Blutdruck. Auch dieser Wirkstoff darf wegen seiner unerwünschten Begleiterscheinungen nur bei Hypotonie mit ausgeprägten Beschwerden und in Notfällen verabreicht werden.

Ergotamin

- *Ergotamin,* ein Wirkstoff aus dem Getreideschädling Mutterkorn, und seine chemischen Abkömmlinge (z. B. Dihydroergotamin) verengen die Gefäße und stärken die Venenwände; man setzt es – teils kombiniert mit anderen Mitteln – vor allem bei orthostatischer Hypotonie ein, um das Absacken des Bluts in die Beinvenen zu vermeiden. Auch dabei können ernste Nebenwirkungen auftreten, so daß man bald auf andere Wirkstoffe umstellen sollte.

Epinephrin, Dopamin und Ergotamin stehen alle unter Rezeptpflicht. Antihypotonika mit folgenden Wirkstoffen erhält man dagegen meist ohne Rezept:

Ephedrin

- *Ephedrin,* ein bitteres Pulver, das aus Ephedrakraut gewonnen wird; es regt wie Adrenalin den Sympathikus an und erhöht dadurch den Blutdruck, die Wirkung ist aber viel schwächer als die von Adrenalin, dafür hält sie aber länger an. Ephedrin kann vorübergehend bei akutem stärkerem Blutunterdruck verwendet werden, Langzeitgebrauch empfiehlt sich nicht.

Etilefrin

- *Etilefrin* regt den Sympathikus an, so daß es zur Gefäßverengung und zum erhöhten Blutauswurf des Herzens kommt; es wird bei ausgeprägten hypotonen Kreislaufstörungen verwendet. Als Nebenwirkungen drohen vor allem Herzklopfen, Herzjagen und Herzrhythmusstörungen, Unruhe und Schlafbehinderungen, was eine längere Anwendung meist verbietet.

Heptaminol

- *Heptaminol* fördert die Herzfunktionen und regt den Sympathikus an, führt also zum erhöhten Blutdruck. Erhebliche Nebenwirkungen sind wie bei allen Sympathikomimetika möglich und beschränken die Anwendung auf stärkere hypotone Beschwerden.

Koffein

- *Koffein* wurde bereits bei den Genußmitteln als anregendes, blutdrucksteigerndes Mittel vorgestellt; im Vergleich zu Kaffee und Schwarztee können Medikamente mit Koffein genauer dosiert werden, deshalb bevorzugt man sie manchmal. Zu hoch darf man Koffein nicht dosieren, dann bestehen auch gegen längere Anwendung (anstelle von Kaffee oder Tee) keine grundsätzlichen Bedenken.

Norfenefrin

- *Norfenefrin* gehört wieder zu den Mitteln, die durch Erregung des Sympathikus den Blutdruck erhöhen; es gelten die bei Etilefrin genannten Begleiterscheinungen und Einschränkungen.

Pentetrazol

- *Pentetrazol,* ein schwach bitteres Pulver, regt das Kreislauf- und Atemzentrum an, in höherer Dosis wirkt es als Krampfgift. Man verwendet es heute seltener bei Hypotonie und Kreislaufversagen, zur Dauerbehandlung kommt es kaum in Frage.

Neben den hier genannten gibt es noch eine Reihe anderer chemischer Substanzen mit ähnlicher Wirkung. Heilen können sie die Ursachen des niedrigen Blutdrucks nicht, sondern nur seine Symptome lindern. Das erreicht man bei längerem Gebrauch meist auch durch unschädliche Naturheilmittel, muß also keine unnötigen Risiken eingehen.

Akupressur, Reflexzonenmassage und andere Heilverfahren

Energie strömt auf Meridianen durch den Körper

Die asiatische Medizin geht von der Vorstellung aus, daß Energie in bestimmten Bahnen *(Meridianen)* durch den Körper strömt. Krankheiten entstehen, wenn der Energiefluß verlangsamt oder beschleunigt wird oder Krankheitsenergie von außen in das Meridiansystem eindringt. Dann muß man den Energiestrom von außen harmonisieren oder die Krankheitsenergie ausleiten. Das geschieht über Punkte in der Haut, wo die Meridiane an die Oberfläche treten.

Diese Vorstellungen werden von der westlichen Schulmedizin noch nicht anerkannt. Trotzdem behandelt man

Akupunktur

auch bei uns seit geraumer Zeit erfolgreich mit Akupunktur. Dazu werden die Punkte durch Nadeln beeinflußt. Zur Selbsthilfe eignet sich diese Therapie nicht.

Akupressur

Vielmehr kommt dazu die *Akupressur* in Frage, die in China seit langem zu den Hausmitteln gehört. Dazu massiert man die Punkte mit den Fingerkuppen.

Zur Soforthilfe bei akuten hypotonen Blutdruckstörungen gibt es einen Punkt, den man überall unauffällig be-

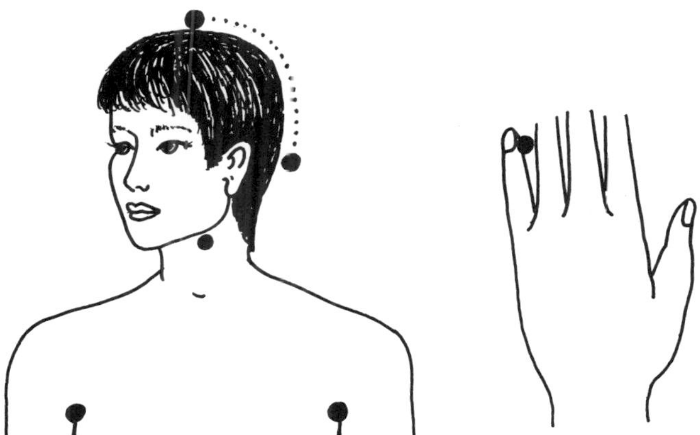

Akupressur

Soforthilfe bei akuten hypotonen Blutdruckstörungen

handeln kann. Er befindet sich am inneren Nagelwinkel des kleinen Fingers (zum Ringfinger hin). Hier sucht man die auf Druck leicht schmerzhafte Stelle und massiert sie 30 Sekunden lang kräftig mit dem Daumennagel der anderen Hand, ohne die Haut zu verletzen. Die Behandlung wird am besten im Liegen oder Sitzen nacheinander rechts und links durchgeführt, erstmals morgens vor dem Aufstehen.

Weitere Akupressurpunkte

Zusätzlich soll der niedrige Blutdruck durch Akupressur weiterer Punkte dauerhaft verbessert werden. Diese Behandlung führt man täglich 3mal durch. Zunächst legt man die Kuppen beider Ringfinger seitlich des Adamsapfels auf die Halsschlagadern und massiert kreisend 15 – 20 Sekunden lang. Dann sucht man in der Nackenmitte am Ende der Schädelbasis (ungefähr in Höhe des Haaransatzes) die Vertiefung, die kräftig kreisend 3mal hintereinander je 7 Sekunden lang mit dem Daumen einer Hand massiert wird. Von dieser Vertiefung aus streicht man entlang der Mittellinie über den Hinterkopf hinauf zur Schädeldecke, auf die man mit 3 Fingern 30 Sekunden lang kräftig trommelt. Zum Schluß sucht man vorne am Ansatz der Achselhöhle den druckempfindlichen Punkt, der zuerst rechts, dann links kräftig kreisend je 15 Sekunden lang mit der Daumenkuppe massiert wird.

Reflexzonenmassage

Reflexzonenmassage bedeutet, daß man über bestimmte Hautzonen reflektorische Wirkungen an inneren Organen auslöst, die mit den massierten Hautpartien über Nerven in Verbindung stehen. Das ist auch bei niedrigem Blutdruck möglich. Am besten wendet man dazu die Streichmassage an, die auch von Laien leicht durchgeführt werden kann. Man legt dabei die Unterseiten von 4 Fingern (ohne Daumen) auf die Haut und streicht nicht zu kräftig in eine Richtung, dann entgegengesetzt. Insgesamt dauert die Anwendung an jeder der beiden Reflexzonen 2 – 3 Minuten und wird bis zu 3mal täglich durchgeführt.

Herzzonen

Die 1. Herzzone, wo man mit der Behandlung beginnt, befindet sich oben auf der linken Schulter ungefähr in der Mitte zwischen dem Halsansatz und der äußeren

Schulterspitze. Sie wird von vorne nach hinten und zurück streichend massiert. Die 2. Herzzone liegt am linken Rücken innen neben dem Schulterblatt. Man massiert sie quer streichend vom Schulterblatt zur Wirbelsäule und zurück.

Reflexzonenmassage am Fuß

Ergänzen kann man diese Behandlung durch *Reflexzonenmassage am Fuß.* Der Fuß stellt mit seinen verschiedenen Zonen ein verkleinertes Abbild des ganzen Körpers dar. Wenn man die richtigen Zonen behandelt, kann man reflektorisch die entsprechenden inneren Organe beeinflussen.

Massage bei Hypotonie

Bei Hypotonie beginnt man mit der Massage der Kopfzonen, die sich an den Unterseiten der vordersten Zehenglieder befinden. Jedes Zehenendglied wird mit Daumen und Zeigefinger umfaßt und an der Unterseite kräftig streichend massiert, zuerst rechts, dann links. Danach behandelt man nacheinander die nebeneinanderliegenden Nebennieren- und Nierenzone, die sich ungefähr in der Mitte des Fußgewölbes befinden, wieder zuerst rechts, dann links. Diese beiden Zonen werden kräftig kreisend je 20 Sekunden lang mit der Daumenkuppe

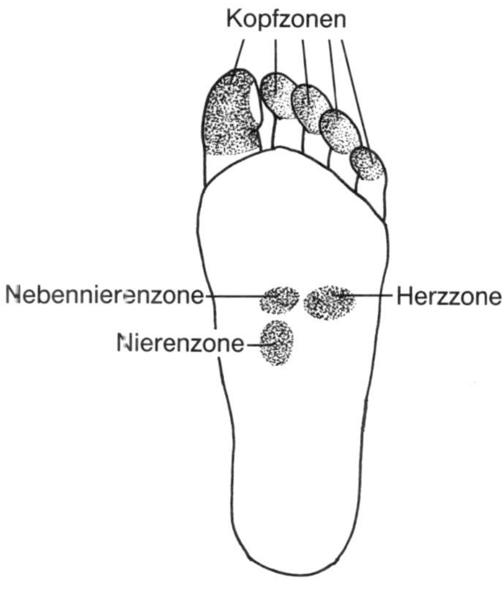

Reflexzonenmassage am Fuß

massiert. Zum Schluß sucht man am linken Fuß (rechts gibt es sie nicht) die Herzzone, die sich neben der Nebennierenzone Richtung Fußaußenrand befindet, und bestreicht sie kräftig mit der Daumenkuppe quer nach außen und zurück nach innen ebenfalls 20 Sekunden lang. Die Fußreflexzonenmassage wird bis zu 3mal täglich angewendet.

Reflexzonenroller

Einfacher geht es, wenn man im Reformhaus einen Reflexzonenroller kauft, über den man 3mal täglich mehrere Minuten lang die Fußsohlen hin- und herbewegt. Dadurch werden alle Reflexzonen behandelt, und man erzielt eine gute Allgemeinwirkung; auch der Blutdruck wird dabei günstig beeinflußt.

Suche nach chronischen Krankheitsherden im Körper

Bei hartnäckigem Blutunterdruck kann der Therapeut nach chronischen Krankheitsherden im Körper suchen, die selbst keine Beschwerden verursachen müssen, aber oft das vegetative Nervensystem und die Kreislaufregulation stören. Sie befinden sich hauptsächlich an Zahnwurzeln, Mandeln und Nasennebenhöhlen. Nach der Sanierung der Herde bessert sich auch der niedrige Blutdruck.

Sauerstoff- und Ozontherapie

Ferner kommt noch die *Sauerstoff- und Ozontherapie* in Betracht, die für bessere Durchblutung und Sauerstoffversorgung des Körpers sorgt. Sie bleibt ebenfalls dem Fachmann vorbehalten.

Psychotherapie bei seelischen Ursachen

Wenn die Hypotonie durch seelische Einflüsse entstanden ist oder dadurch verschlimmert wird, helfen die bisher beschriebenen Heilverfahren zwar auch, aber man erfaßt damit nicht die Wurzeln der Blutdruckstörung. Um nicht ein Leben lang auf Arzneimittel angewiesen zu bleiben, muß man deshalb versuchen, die psychischen Faktoren zu überwinden. Das gelingt manchmal nur mit Hilfe des Therapeuten, wenn die Ursprünge der

Man muß versuchen, die psychischen Faktoren zu überwinden

seelischen Störungen tiefer sitzen. Dann führen Psychoanalyse, Gesprächs-, Verhaltens-, Gruppen-, Körpertherapie und andere Psychotechniken zur Einsicht in die seelischen Fehlentwicklungen und leiten zum Um- und Neulernen an. Das kann ein langwieriger, nicht immer angenehmer Prozeß sein, aus dem man seelisch stabiler und gereift hervorgeht.

Aber längst nicht jeder Hypotoniker mit psychischen Problemen muß sich der fachmännischen Psychotherapie unterziehen. Oft kann man sich auch selbst helfen.

Entspannungstraining mit positiver Selbstbeeinflussung

Das gelingt am besten, wenn man Entspannungstraining mit positiver Selbstbeeinflussung verbindet. Zunächst führt man die tiefe Entspannung herbei, die das Unbewußte für positive Suggestionen öffnet. Dann prägt man sich die individuell formulierten Vorstellungen durch 30malige Wiederholung ein, ehe man den Entspannungszustand wieder aufhebt. Manchmal spürt man schon nach wenigen Tagen eine Wirkung, oft dauert es aber mehrere Wochen, selten sogar Monate, ehe der Erfolg spürbar wird. Dann darf man die Geduld nicht verlieren, sondern übt beharrlich 2- bis 3mal täglich weiter.

Die Suggestionen ergeben sich aus der persönlichen Lebenssituation

Die Suggestionen, die man sich in der Entspannung einprägt, ergeben sich aus der persönlichen Lebenssituation. Deshalb lassen sich hier nicht einfach nach Art eines „Rezepts" bestimmte Formulierungen vorgeben. Am besten bespricht man die Suggestionen mit dem Kursleiter, unter dessen Leitung die Entspannungstechnik erlernt wird. Im Grund geht es meist darum, das Gefühl der Hilflosigkeit und Ohnmacht zu überwinden, neues Selbstvertrauen aufzubauen und zur aktiven Lebensgestaltung zu motivieren. Zusätzlich können indirekt durch Vorstellungen die Herzfunktionen gestärkt werden. Einige Beispiele sollen veranschaulichen, wie man geeignete Suggestionen formulieren kann:

Beispiele

- Ich lebe ruhig, sicher und frei –
  Herz arbeitet gelassen und kräftig.
- Ich lebe mit Lust und Liebe mutig und frei –
  Herz schlägt ruhig und kräftig.

- Mut und Lebensfreude erfüllen mich, ich fühle mich stark und schaffe alles - Herz vollkommen gleichgültig.
- Ich bin eins mit mir und meinem Körper, lebe mein Leben
frei und aktiv - mein Herz läßt mich nie im Stich.
- Ich bin ich - lebe frei, sicher und selbstbewußt, vertraue mir selbst und meinem Herzen.

Standardformel des Couéismus

Verblüffend gut kann auch die alte Standardformel des Couéismus helfen, die zu Beginn des 20. Jahrhunderts weltbekannt wurde; sie lautet:

- Von Tag zu Tag, in jeder Hinsicht, geht es mir besser und besser - ich schaffe alles, es ist einfach.

Die Vorstellungen spricht man nicht laut aus, sondern stellt sie sich nur vor; allenfalls kann man sie leise vor sich hinmurmeln. Wenn man auf diese Weise ein Problem gelöst hat, geht man daran, andere Schwierigkeiten in gleicher Form aufzuarbeiten. Das ist eine Lebensaufgabe, denn Konflikte und Probleme treten immer wieder auf.

Symptomatische Hypotonie behandelt stets der Therapeut

Wenn der niedrige Blutdruck als Symptom einer anderen Krankheit auftritt, nützt es wenig, ihn allein zu behandeln. Dadurch werden die Ursachen nicht beseitigt, sondern können sich vielleicht gar noch verschlimmern.

Im Vordergrund der Therapie bei sekundärer Hypotonie steht die gezielte Behandlung der Grundkrankheit

Im Vordergrund der Therapie bei sekundärer Hypotonie steht die gezielte Behandlung der Grundkrankheit. Ob man den niedrigen Blutdruck zusätzlich behandelt oder die Beschwerden in Kauf nimmt, bis sich der Blutdruck nach ausgeheilter Erkrankung von selbst wieder normalisiert, läßt sich nur im Einzelfall entscheiden.

Da hinter symptomatischem Blutunterdruck verschiedene, teils ernstere Krankheiten stehen können, bleibt die

Therapie stets dem Fachmann vorbehalten. Selbsthilfeversuche könnten die Grundkrankheit unnötig verschleppen - schlimmstenfalls so lang, bis überhaupt keine wirksame Hilfe mehr möglich ist.

Übersicht: Selbsthilfeprogramm gegen Hypotonie

Das folgende Aktionsprogramm faßt stichwortartig zusammen, was Hypotoniker im Verlauf eines Tages gegen ihre Beschwerden tun sollten. Bei Bedarf wird dieses Basisprogramm durch die anderen, in diesem Buch beschriebenen Maßnahmen ergänzt.

Am Morgen

Vor dem Aufstehen:
- Gleich nach dem Erwachen ausgiebig strecken, räkeln und in Rückenlage mit den Beinen „radfahren".
- Akupressur am inneren Nagelwinkel der kleinen Finger.
- Langsam aufstehen, nicht plötzlich aus dem Bett springen.

Nach dem Aufstehen:
- Kaffee, Schwarztee oder Rosmarintee trinken (damit kann man aber auch bis zum Frühstück warten).
- Gymnastik unter offenem Fenster.
- Wechseldusche, wobei man die warme Dusche zur Körperreinigung nutzt.
- Gut frühstücken, dazu Kaffee, Schwarztee oder Rosmarintee.
- Bei Bedarf Naturheilmittel zur Blutdrucksteigerung.

Im Tagesverlauf (je nach Bedarf)
- Akupressur am inneren Nagelwinkel der kleinen Finger.
- Gymnastische Übungen unter offenem Fenster.
- Naturheilmittel mit blutdrucksteigernder Wirkung.

Am späten Nachmittag oder frühen Abend
- Sport an der frischen Luft jeden 2. Tag, an den anderen Tagen Spaziergänge.
- Bei Bedarf Wechseldusche oder kalte Abreibung.
- Leichtes Abendessen nicht zu spät, damit der Schlaf nicht behindert wird.

Vor dem Schlafengehen
- Gymnastik unter offenem Fenster.
- Wassertreten oder Wechselfußbad.
- Pflanzliche Schlafmittel mit Weißdorn, Mistel, Hopfen und Baldrian.
- Im Bett vor dem Einschlafen Entspannungstraining, bei Bedarf mit positiver Selbstbeeinflussung.

Auswahl bewährter Arzneimittel gegen Hypotonie

Die nachstehenden Antihypotonika enthalten natürliche Wirkstoffe, die bei längerer Anwendung den niedrigen Blutdruck schonend ohne unerwünschte Nebenwirkungen normalisieren können. Alle genannten Arzneimittel sind rezeptfrei erhältlich. Die Auswahl erhebt keinen Anspruch auf Vollständigkeit, weil unmöglich alle geeigneten Medikamente aufgeführt werden konnten. Wenn ein Arzneimittel hier nicht genannt wird, spricht das nicht gegen seine Wirksamkeit. Auch die Naturheilmittel machen die anderen, in diesem Buch beschriebenen aktiven Maßnahmen zur Stabilisierung des niedrigen Blutdrucks nicht überflüssig.

Angioton Tropfen
Hersteller: DHU Arzneimittel GmbH, Postfach 41 02 80, 7500 Karlsruhe 41.
Zusammensetzung: Weißdorn, Adonis, Cactus und andere Heilpflanzen in homöopathischer Zubereitung, Äther D 1.
Heilanzeigen: niedriger Blutdruck, leichte Herzschwäche, Nikotinmißbrauch mit Herz-Kreislauf-Störungen.
Dosierung: 3mal 10 - 15 Tropfen täglich vor den Mahlzeiten.

Cardalept Tropfen
Hersteller: Keimdiät GmbH, Postfach 11 16 49, 8900 Augsburg
Zusammensetzung: Rosmarin, Weißdorn, Adonis, Melisse und andere Pflanzenextrakte.
Heilanzeigen: niedriger Blutdruck, funktionelle Herz-Kreislauf-Beschwerden, nervöses Herz, Herzbeschwerden in den Wechseljahren und bei älteren Menschen.
Dosierung: 3mal 10 - 20 Tropfen täglich.

Cardaminol Dragees/Tropfen
Hersteller: Reinecke GmbH + Co. KG, Postfach 49 45, 3000 Hannover 1
Zusammensetzung: Dragees enthalten Weißdorn, Besenginster, Adonis, andere Pflanzenextrakte, Kampfer und weitere Wirkstoffe; Tropfen enthalten Besenginster, Weißdorn, Adonis, andere homöopathische Wirkstoffe und Kampfer.
Heilanzeigen: niedriger Blutdruck, Kreislaufregulationsstörungen.
Dosierung: 3mal 1 Dragee oder 3- bis 6mal 10 - 20 Tropfen täglich.

Castrophan Tropfen
Hersteller: Repha GmbH, Postfach 11 80, 3012 Langenhagen
Zusammensetzung: Adonis, Arnika, andere pflanzliche und homöopathische Wirkstoffe.
Heilanzeigen: niedriger Blutdruck, Kreislaufschwäche, funktionelle Herzstörungen.
Dosierung: 3mal 15 - 20 Tropfen täglich.

Corvipas Liquidum
Hersteller: Pascoe GmbH, Postfach 61 40, 6300 Gießen
Zusammensetzung: Angelika, Arnika, Cactus, Kampfer, Weißdorn und andere homöopathische Wirkstoffe.
Heilanzeigen: niedriger Blutdruck, zur Herzstärkung.
Dosierung: 3mal 1 - 2 Teelöffel täglich.

Euviterin Tropfen
Hersteller: Südmedica GmbH, Postfach 70 16 69, 8000 München 70
Zusammensetzung: Adenosin, Koffein, Melisse und Lavendel.
Heilanzeigen: niedriger Blutdruck, Kreislaufschwäche.
Dosierung: 3mal täglich 20 Tropfen vor den Mahlzeiten.

Hypotonin Tabletten/Tinktur
Hersteller: Steigerwald GmbH, Postfach 43 35, 6100 Darmstadt
Zusammensetzung: Tabletten und Tinktur enthalten Weißdorn, Ephedrin, Kampfer und andere Wirkstoffe.
Heilanzeigen: niedriger Blutdruck, Kreislaufschwäche, Herz-Kreislauf-Beschwerden.
Dosierung: 3mal 1 - 2 Tabletten oder 3mal 10 - 20 Tropfen täglich.

Nux vomica-Strath Tropfen
Hersteller: Strath-Labor GmbH, Postfach 10, 8405 Donaustauf
Zusammensetzung: nach dem Strath-Spezialverfahren vergorene Auszüge aus Arnika, Ephedra und anderen Heilpflanzen.
Heilanzeigen: niedriger Blutdruck, Kreislaufschwäche.
Dosierung: 3mal 20 Tropfen vor den Mahlzeiten.

Phönix Hypotonex Tropfen
Hersteller: Phönix Labor, Postfach 20, 7031 Bondorf
Zusammensetzung: verschiedene homöopathische Wirkstoffe.
Heilanzeigen: niedriger Blutdruck, Kreislaufschwäche.
Dosierung: morgens vor dem Frühstück 40 Tropfen.

Schwöroton Tropfen
Hersteller: Schwörer-Pharma, Goethestraße 29, 6901 Wiesenbach
Zusammensetzung: Weißdorn, Besenginster, Adonis, andere Heilpflanzen und Kampfer.
Heilanzeigen: niedriger Blutdruck, Wetterfühligkeit.
Dosierung: 3- bis 4mal 10 - 20 Tropfen täglich.

Wibophorin Tropfen
Hersteller: Pflüger KG, Postfach 21 29, 4840 Rheda-Wiedenbrück
Zusammensetzung: Weißdorn, verschiedene homöopathische Wirkstoffe.
Heilanzeigen: niedriger Blutdruck, Herz-Kreislauf-Schwäche.
Dosierung: 3- bis 4mal 10 - 20 Tropfen täglich.

Register

W

Z

Meine eigenen Erfahrungen